MURIELLE TOUSSAINT

Mon cahier de lithothérapie

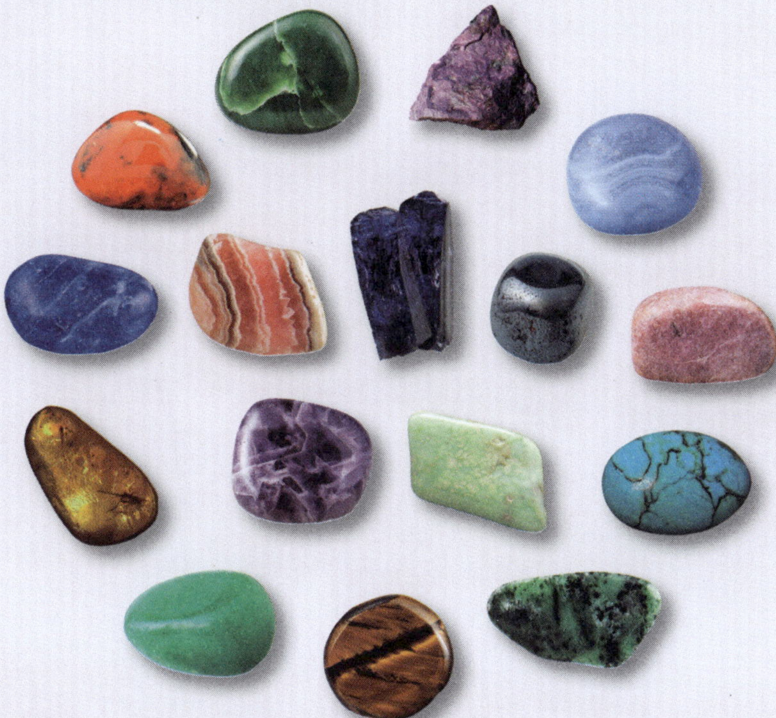

Se soigner avec les pierres & les cristaux

ÉDITIONS
MOSAÏQUE-SANTÉ

Mise en garde

La lithothérapie ne se substitue pas à un traitement médical mais peut constituer un complément de soin intéressant au même titre que d'autres thérapies énergétiques.

Ce cahier ne remplace en aucun cas le diagnostic, ni la prescription d'un médecin.

En cas de doute, de troubles persistants, de maladie grave ou inconnue, consultez votre médecin.

1, rue Jean de Brion
77520 Donnemarie-Dontilly

EAN : 9782849391341

Sommaire

Introduction ... 4
J'ai de l'acné ... 10
J'ai de l'asthme ... 10
J'ai le rhume des foins ... 12
J'ai mal à la gorge ... 12
J'ai de l'anémie ... 13
J'ai mal aux articulations ... 14
J'ai des rhumatismes ... 15
Je dors mal ... 15
Je suis enrhumé(e) ... 16
J'ai une sinusite ... 17
J'ai une otite ... 17
Je digère mal ... 18
J'ai des brûlures d'estomac ... 20
Je suis toujours fatigué(e) ... 21
Je veux un bébé ... 22
J'ai le foie paresseux ... 23
Je bégaie ... 24
Je suis constipé(e) ... 25
J'ai un coup de soleil ... 26
J'ai des crampes ... 27
J'ai une conjonctivite ... 28
J'ai des règles irrégulières ... 29
J'ai des règles douloureuses ... 30
Ça me démange (prurit, eczéma...) ... 31
Je suis déprimé(e) ... 32
J'ai la diarrhée ... 33
J'ai perdu la voix ... 34
J'ai mal au dos ... 35
Je suis stressé(e), anxieux(se) ... 36
Je suis ménopausée ... 37
Je tousse ... 38
J'ai une mauvaise immunité ... 39
J'ai des nausées ... 40
J'ai une maladie auto-immune ... 40
J'ai des vertiges ... 41
Ma vue baisse ... 41
Je saigne du nez ... 42
J'ai des pellicules ... 43
J'ai la grippe ... 43
J'ai une mauvaise circulation ... 44
Ma tension est trop haute ... 45
J'ai des angoisses ... 46
Ma tension est trop basse ... 46
Je me suis brûlé(e) ... 47
Je fais des cauchemars ... 48
Je perds mes cheveux ... 49
J'ai les ongles cassants ... 49
Je manque de confiance en moi ... 50
J'ai une cystite ... 51
J'ai mal aux dents ... 52
Je suis enceinte ... 52
J'ai des problèmes de thyroïde ... 53
Je perds la mémoire ... 54
J'ai la migraine ... 55
J'ai le mal des transports ... 56
J'ai l'intestin irritable (colite) ... 56
J'ai des palpitations ... 57
J'ai de l'ostéoporose ... 59
Bibliographie ... 61
Index des pierres ... 62
Index des affections ... 63

Introduction

L'usage des pierres et des cristaux pour se soigner et se protéger remonte à la nuit des temps. Nos ancêtres les considéraient comme magiques et s'en servaient comme talismans. Au Moyen Âge, elles étaient réduites en poudre pour fabriquer des élixirs thérapeutiques. Les nantis conservaient les aliments et les boissons dans des récipients en pierres précieuses pour les dynamiser. Au XIIe siècle, en Allemagne, la religieuse Hildegarde de Bingen[1] recommandait aux malades de boire de l'eau de cristaux, préparée en faisant tremper la ou les pierres choisies dans de l'eau et en l'exposant aux rayons du soleil ou de la lune. Aujourd'hui encore, les cristaux font partie de l'arsenal thérapeutique des médecines traditionnelles chinoises, indiennes, tibétaines...

Qu'est-ce que la lithothérapie ?

Le terme lithothérapie vient du grec *lithos*, qui signifie pierre, et *therapeia*, thérapie. La lithothérapie est donc une méthode qui utilise les propriétés des pierres et des cristaux pour soigner. Les pierres agissent sur le plan physique et psychique en rééquilibrant les fonctions de l'organisme. La lithothérapie ne s'attaque pas directement à un symptôme, elle a une action énergétique harmonisante sur l'ensemble de notre organisme. On pourrait donc la qualifier de thérapie énergétique holistique qui favorise les processus d'autoguérison.

Comme beaucoup de thérapies énergétiques, la lithothérapie se heurte au scepticisme d'une grande partie du monde scientifique. Il est vrai que les études scientifiques démontrant ses effets sont inexistantes et que son mode d'action demeure encore très mystérieux pour nos esprits cartésiens. À l'inverse, les témoignages positifs des personnes qui l'ont utilisée sont légion et, en Suisse et en Allemagne, la lithothérapie est de plus en plus employée en complément des traitements conventionnels.

S'il est difficile de démontrer scientifiquement l'action des cristaux, c'est sans doute parce qu'ils agissent essentiellement au niveau énergétique. Nous savons aujourd'hui, notamment grâce à l'acupuncture, que notre organisme capte et véhicule de nombreux flux énergétiques. Cette énergie circule dans notre corps en empruntant des canaux, que nous appelons méridiens. Notre corps est également entouré d'un champ magnétique, sorte de halo, l'aura. Lorsque l'énergie circule mal ou lorsque notre champ magnétique est perturbé, cela finit par engendrer des troubles au niveau physique ou psychique.

1. Hildegarde de Bingen est une religieuse, médecin, voyante et guérisseuse du Moyen Âge (1098-1179). Elle est l'auteure de plusieurs ouvrages de théologie et de médecine (*Physica*, *Causae et Curae*, *Livre des œuvres divines*, etc.)

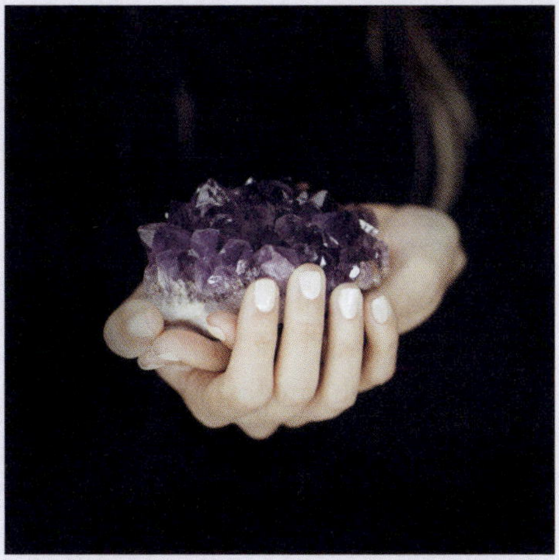

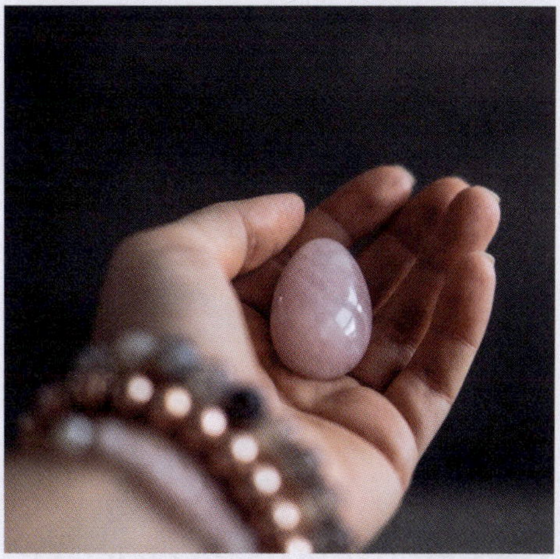

Comment agissent les cristaux ?

Les cristaux s'utilisent de différentes manières : par contact direct avec la peau, en massage avec des huiles de cristaux, sous forme d'élixirs à prendre par voie orale, etc. Ils agiraient à plusieurs niveaux : chimique, énergétique et électromagnétique.

Le cristal provient du processus de cristallisation d'un minéral. Les pierres contiennent donc des minéraux et des oligo-éléments indispensables au bon fonctionnement de notre organisme (magnésium, silicium, sélénium, zinc, potassium, cuivre, calcium, etc.). Chaque cristal a bien entendu une composition chimique et une structure physique différente, ce qui implique une action spécifique sur notre corps, au niveau physique ou psychique. Vous pouvez trouver en pharmacie des remèdes de lithothérapie déchélatrice. Ils sont préparés avec des cristaux réduits en poudre et dilués selon les principes de l'homéopathie. Ils agissent comme un catalyseur chimique pour faciliter l'absorption et la fixation de certains minéraux dans le corps. L'hématite, par exemple, riche en fer, sera efficace en cas d'anémie. Mais ce qui est fascinant, c'est que cette même hématite agira aussi lorsqu'elle est portée à même la peau ou prise sous forme d'élixir !

Comme l'être humain, le cristal véhicule de l'énergie. Il se comporte comme un émetteur-récepteur. Il absorbe l'énergie vibratoire de son environnement, la stocke et la redistribue ensuite. C'est pour cette raison qu'il est essentiel de purifier régulièrement les cristaux que nous utilisons car ils se chargent énergétiquement (voir page 9).

En touchant simplement les minéraux ou en les portant sur nous, nous captons donc l'énergie qu'ils émettent. Chaque cristal a sa propre onde vibratoire et il transmet son rayonnement d'onde jusqu'au centre de nos cellules pour les régénérer. Il y a en effet une grande affinité entre les cristaux, composés d'atomes de silicium, et notre corps. Au cœur du noyau de chacune de nos cellules se trouve un système vibratoire, le centriole, dont le noyau est composé de silicium. Il agirait comme un système de transmission de l'information, une sorte de cerveau de la cellule. Le cristal envoie donc au corps un signal porteur d'informations vibratoires. Il transmet aussi à notre organisme les minéraux et oligo-éléments qu'il contient ainsi que son onde de couleur. Les pierres favorisent de surcroît des réactions enzymatiques sans lesquelles le corps ne pourrait fonctionner correctement. En fonction des besoins, elles harmonisent l'organisme, le purifient, le stimulent...

Cristaux et chromothérapie

Les couleurs des cristaux et des pierres ont leur importance. Elles ont leur propre rayonnement et influencent donc différemment notre champ magnétique. Chaque couleur correspond à une longueur d'onde différente, appelée « fréquence ». Le minéral véhicule donc sa fréquence d'énergie, plus celle de la couleur, qui conjuguent leurs effets.

Les couleurs influent sur notre psychisme et notre corps. Certaines mettent de bonne humeur, d'autres détendent ou dynamisent. Ainsi, lorsque nous sommes instinctivement attirés par une couleur, il ne s'agit pas d'un hasard, mais d'un besoin de l'organisme. Deux pierres de même type mais de couleurs différentes n'auront pas exactement les mêmes vertus. Nous devons donc non seulement choisir la pierre qui nous convient, mais également la couleur appropriée à notre besoin ou notre état d'esprit.

Cristaux et médecine chinoise

En médecine chinoise, on considère que chaque organe a un pic d'activité à un moment de la journée. Pour une action optimale de la pierre, privilégiez la tranche horaire[2] du méridien correspondant :

- **Le méridien du foie :** entre 1 h et 3 h du matin (vue, protection de la peau, veines et circulation...).
- **Le méridien du poumon :** entre 3 h et 5 h du matin (poumons, peau, poitrine, pharynx...).
- **Le méridien du gros intestin :** entre 5 h et 7 h du matin (nez, poumons, côlon...).
- **Le méridien de l'estomac :** entre 7 h et 9 h du matin (estomac, artères...).
- **Le méridien de la rate-pancréas :** de 9 h à 11 h (organes génitaux, pancréas, système lymphatique, tissu conjonctif...).
- **Le méridien du cœur :** de 11 h à 13 h (cœur, circulation sanguine, globules rouges, globes oculaires...).
- **Le méridien de l'intestin grêle :** de 13 h à 15 h (oreilles, ovaires, organes génitaux externes...).
- **Le méridien de la vessie :** entre 15 h et 17 h (œil, sinus, vessie, urètre...).
- **Le méridien du rein :** de 17 h à 19 h (reins, immunité, os et moelle osseuse, globules rouges, glandes surrénales...).

2. Attention, ces heures sont les heures GMT. Pour la France, vous devez donc y ajouter 1 heure en hiver et 2 heures en été.

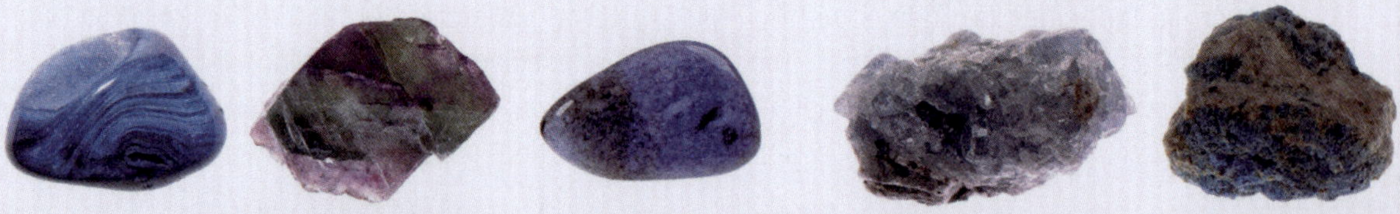

• **Le méridien du péricarde :** entre 19 h et 21 h (bas-ventre, utérus, microcirculation…).

• **Le triple-réchauffeur :** de 21 h à 23 h (cœur, ventre, système lymphatique, oreille moyenne…).

• **Le méridien de la vésicule biliaire :** de 23 h à 1 h du matin (sucs gastriques et pancréatiques, hormones, ligaments, muscles, ongles…).

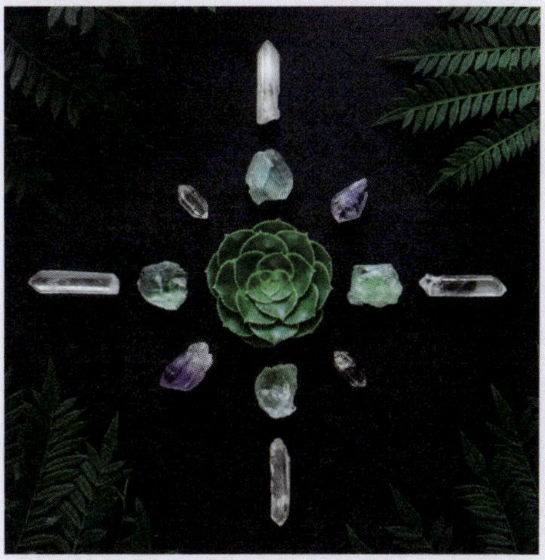

Cristaux et environnement

Les cristaux ont également une action sur la qualité de notre environnement. Comme notre corps, ils émettent naturellement un rayonnement électromagnétique. Notre environnement actuel est saturé d'ondes électromagnétiques générées par les ordinateurs, la télévision, les téléphones portables, etc., qui finit par perturber notre santé. Certaines pierres ont la capacité de neutraliser ces ondes de basse fréquence. Elles agissent non seulement comme un bouclier protecteur, mais rééquilibrent aussi le champ magnétique de notre corps. C'est le cas de la shungite, qui transforme les champs électromagnétiques nocifs en champs biocompatibles, ou de la tourmaline noire, qui nous protège des ondes nocives et des énergies négatives.

Les élixirs de cristaux

Les cristaux s'utilisent aussi sous forme d'élixir ou d'eau de cristal (ou eau de gemme). Il existe sur le marché des élixirs très purs fabriqués à partir de cristaux bruts soigneusement sélectionnés, d'eau énergétisée, de silicium organique et d'alcool de blé. Ils sont fabriqués pendant des phases lunaires précises puis dynamisés. Chaque étape de fabrication est validée par une photographie Kirlian[3] pour visualiser leur potentiel énergétique.

Il vous est aussi tout à fait possible de fabriquer vos élixirs de cristaux à la maison à partir de pierres appropriées à votre personnalité et vos besoins. Mais attention, tous les cristaux ne peuvent pas être pris sous forme d'élixir ! Certaines pierres ne doivent pas se prendre par voie orale en raison de la présence de certains composés chimiques toxiques (plomb, arsenic, mercure…). Renseignez-vous toujours bien au préalable ! Et, en cas de doute sur la qualité ou l'innocuité d'une pierre, abstenez-vous.

Parmi les pierres à ne jamais ingérer, citons notamment le soufre natif, le zircon, le cinabre, l'anglésite, la cérusite, la crocoïte, l'érythrite, la galène, l'orpiment,

3. La photographie Kirlian est une photographie à haute fréquence qui permet de visualiser un halo lumineux coloré autour des personnes ou des objets photographiés, dont la forme et la couleur serait le reflet de leur état de santé énergétique.

la proustite, le réalgar, la vanadinite, la wulfénite, la marcassite…

La fabrication d'un élixir n'est pas compliquée. Choisissez d'abord la pierre qui vous convient. Elle doit être pure et d'excellente qualité, sans ajout de produits chimiques. Nettoyez-la sous l'eau claire, puis purifiez-la et rechargez-la, par exemple en la posant une nuit sur un amas d'améthyste ou de quartz.

Ensuite, la méthode la plus simple est de la mettre le soir dans un verre d'eau. L'eau va mémoriser l'information de la pierre et vous n'aurez plus qu'à boire cette préparation le matin à jeun.

Dans ce cas, il ne s'agit pas à proprement parler d'élixir, mais d'eau de cristal comme celle qu'utilisait Hildegarde de Bingen. Personnellement, c'est ma méthode préférée. Vous pouvez aussi mettre des cristaux choisis au fond d'une carafe d'eau en verre pour bénéficier de leur énergie à chaque fois que vous buvez un verre d'eau.

Si vous voulez préparer un élixir proprement dit, commencez par mettre votre cristal purifié et chargé dans un récipient en verre et ajoutez de l'eau pure : eau de source de qualité en bouteille de verre (pas de plastique) ou eau du robinet filtrée (environ 3 litres). Recouvrez le récipient de gaze et placez-le dehors pendant 24 heures. Le meilleur moment se situe deux jours avant la pleine lune. Retirez ensuite la pierre et conservez le liquide dans des petites bouteilles en verre stérilisées. Cette eau de cristal se conserve maximum 3 jours au réfrigérateur. Vous pouvez la consommer telle quelle ou l'utiliser comme base pour préparer votre élixir.

À cette eau de cristal, vous devrez alors ajouter de l'alcool, du cognac par exemple, de préférence issu de l'agriculture biologique, en proportion 1/3 d'alcool et 2/3 d'eau de cristal : vous obtiendrez l'élixir mère, qui se conserve plusieurs mois dans un récipient en verre opaque stérilisé. Vous pouvez éventuellement y ajouter quelques gouttes de silicium organique, qui potentialisera l'énergie cristalline.

Posologie

En règle générale, l'élixir se prend à raison de 5 gouttes sous la langue 3 fois par jour en dehors des repas, en cure de 3 semaines. Au préalable, vous devez toujours bien secouer la bouteille pour dynamiser l'élixir.

Les élixirs et eaux de cristaux rééquilibrent notre organisme en profondeur et sur la durée, et ils sont donc particulièrement indiqués en cas de troubles chroniques.

Les huiles de cristaux

Pour fabriquer une huile de cristaux, il faut mettre 2 à 4 pierres (en fonction de la taille) dans 150 ml d'huile végétale et placer la bouteille en verre 72 heures au soleil. Ensuite, on retire les pierres et on utilise l'huile en massage.

Nettoyer et recharger vos pierres

Il est conseillé de purifier les pierres et de les recharger avant la première utilisation (même si de nombreuses boutiques de lithothérapie vendent des pierres déjà purifiées et rechargées).

Lorsqu'on les utilise, les pierres se chargent énergétiquement, car elles absorbent l'énergie négative (personne malade, mauvaises ondes, etc.) et distribuent de l'énergie cristalline positive. Elles saturent donc plus ou moins vite et il faut les purifier après chaque utilisation pour les décharger des énergies négatives accumulées, puis les recharger en énergie positive.

La méthode la plus simple est de les passer sous l'eau courante (du robinet). Ensuite, pour compléter le nettoyage et recharger les pierres, posez-les une nuit sur un amas (ou une géode) d'améthyste ou de quartz. Certains auteurs conseillent de tremper les pierres quelques heures dans un récipient en verre ou en terre rempli d'eau et de les exposer ensuite, en fonction du type de cristal, à la lumière du soleil ou de la lune.

D'autres conseillent le nettoyage à l'eau salée. En ce qui me concerne, je ne nettoie pas mes pierres à l'eau salée, mais je préciserai dans cet ouvrage les pierres qui tolèrent le sel et celles pour lesquelles il est déconseillé.

Mode d'emploi de ce cahier

Même si nous avons encore beaucoup à apprendre sur le mode d'action des cristaux et leurs interactions avec notre organisme, la lithothérapie est une technique douce sans effets secondaires qui mérite une place dans notre arsenal thérapeutique. Ce cahier, répertorié par trouble, a pour objectif de vous aider à utiliser les cristaux dans votre vie quotidienne. Pour chaque problème de santé, j'ai renseigné les pierres les plus fréquemment utilisées, leur composition et leur couleur, leur correspondance avec les méridiens chinois et l'heure où ce méridien est à son pic énergétique maximal pour bénéficier au mieux des bienfaits des pierres, et, bien entendu, la manière d'utiliser ces pierres pour le problème donné.

Lorsque vous achetez vos pierres, veillez bien à ce qu'elles soient d'excellente qualité, naturelles, non traitées et non teintées. Par ailleurs, pour une meilleure activité, choisissez des pierres de bonne taille. En moyenne, pour une action thérapeutique concrète, la pierre devrait peser entre 50 et 100 g. En cas de doute sur la pierre à utiliser, vous pouvez tout simplement tester sur vous. Essayez les différentes pierres conseillées pour un trouble donné pour voir laquelle vous fait du bien.

Vous pouvez aussi sélectionner la pierre la plus appropriée grâce au pendule si vous avez des notions de radiesthésie.

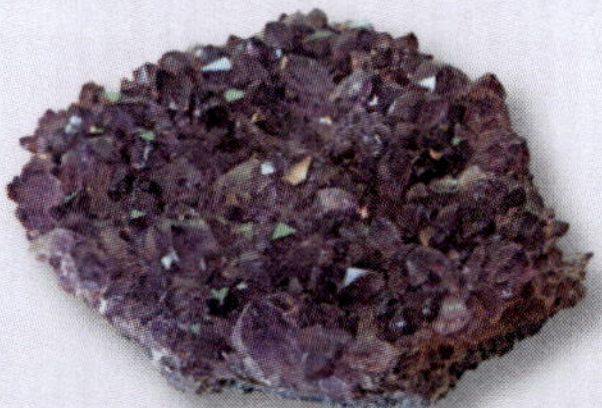

J'ai de l'acné

Aventurine

• **Composition** : dioxyde de silicium.

• **Couleur** : verte.

• **Purificiation & rechargement** : eau ou eau salée, soleil, amas ou géode de quartz ou d'améthyste.

• **Méridien chinois** : vésicule biliaire.

• **Pic d'activité** : entre 23 h et 1 h du matin*.

• **Action** : particulièrement recommandée en cas d'acné juvénile.

• **Mode d'utilisation** : le matin, nettoyez quotidiennement votre peau avec une eau d'aventurine.

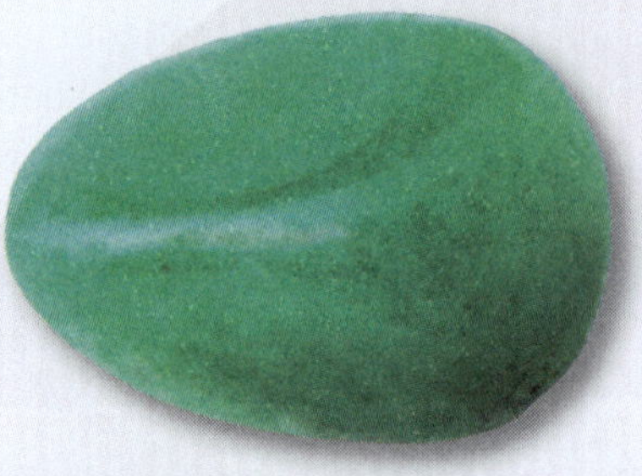

Soufre natif

• **Composition** : soufre.

• **Couleur** : jaune.

• **Purificiation & rechargement** : eau, lumière solaire et lunaire. Pas de sel !

• **Méridien chinois** : rate.

• **Pic d'activité** : entre 9 h et 11 h du matin*.

• **Action** : purifie la peau en profondeur et élimine les toxines de l'organisme.

• **Mode d'utilisation** : portez le soufre en pendentif au niveau du plexus solaire (pointe du sternum).

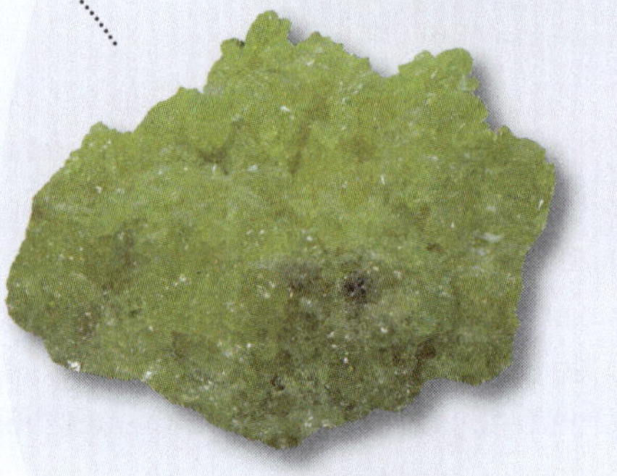

J'ai de l'asthme

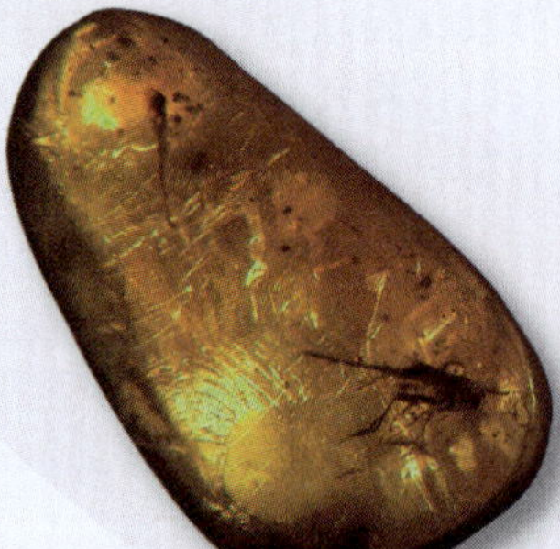

Ambre jaune

• **Composition** : résine de pin fossilisée.

• **Couleur** : jaune.

• **Purificiation & rechargement** : aucun, à part un coup de chiffon et éventuellement un passage à l'eau. L'ambre n'est pas un cristal.

• **Méridien chinois** : poumon.

• **Pic d'activité** : entre 3 h et 5 h du matin*.

• **Action** : protège le système respiratoire et apaise les crises d'asthme.

• **Mode d'utilisation** : portez un large collier d'ambre au niveau de la poitrine.

Apophyllite verte

• **Composition** : potassium, calcium, sodium, fluoride, silicate.

• **Couleur** : vert pâle.

• **Purificiation & rechargement** : eau, soleil, amas ou géode de quartz ou d'améthyste. Jamais de sel !

• **Méridien chinois** : poumon.

• **Pic d'activité** : entre 3 h et 5 h du matin*.

• **Action** : apaise les crises d'asthme et favorise la guérison des problèmes respiratoires en général.

• **Mode d'utilisation** : portez votre apophyllite sur la poitrine, de préférence au contact de la peau. Vous pouvez aussi prendre de l'élixir d'apophyllite.

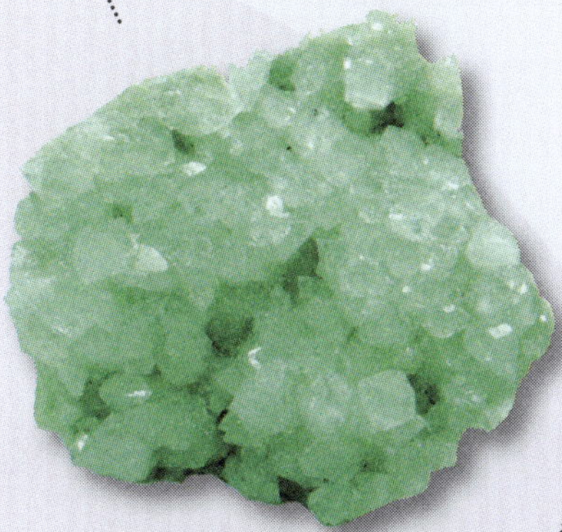

Lapis-lazuli

• **Composition** : silicium, sodium, aluminium, oxygène, soufre, calcium, fer, vitamine B...

• **Couleur** : bleu indigo.

• **Purificiation & rechargement** : amas ou géode de quartz ou d'améthyste. Jamais de sel !

• **Méridien chinois** : vessie.

• **Pic d'activité** : entre 15 h et 17 h*.

• **Action** : aide à soulager l'asthme.

• **Mode d'utilisation** : prenez-le sous forme d'élixir ou d'eau de cristal.

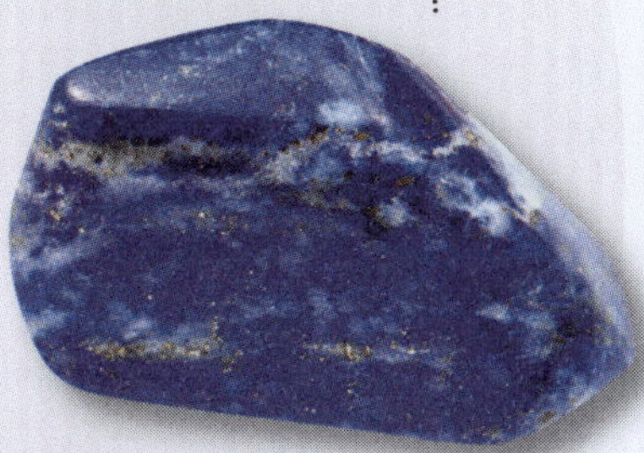

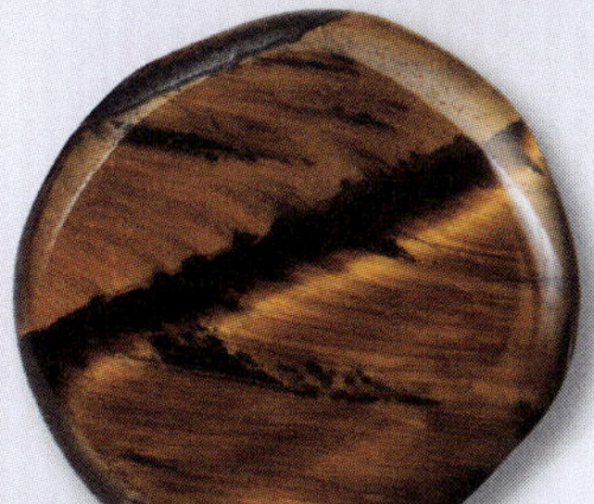

Oeil de tigre

• **Composition** : dioxyde de silicium.

• **Couleur** : brun-jaune.

• **Purificiation & rechargement** : eau ou eau salée, soleil, amas ou géode de quartz ou d'améthyste.

• **Méridien chinois** : rate et estomac.

• **Pic d'activité** : entre 9 h et 11 h du matin* pour le méridien de la rate, et entre 7 h et 9 h du matin* pour le méridien de l'estomac.

• **Action** : apaise l'asthme et facilite la respiration.

• **Mode d'utilisation** : portez-le au niveau de la poitrine. Vous pouvez l'associer avec une pierre de soleil portée également sur la poitrine.

**heure GMT*

J'ai le rhume des foins

Aigue-marine

- **Composition** : aluminium, béryllium, vitamines B1 et B17.
- **Couleur** : bleu clair à vert d'eau.
- **Purificiation & rechargement** : eau ou eau salée, soleil, amas ou géode de quartz ou d'améthyste.
- **Méridien chinois** : poumon.
- **Pic d'activité** : entre 3 h et 5 h du matin*.
- **Action** : action sur les sinus, améliore la respiration et aide à soulager les allergies respiratoires (asthme, rhume des foins, hyperréactivité du système immunitaire...).
- **Mode d'utilisation** : portez votre pierre en contact avec la peau ou prenez-la sous forme d'élixir ou d'eau de gemme.

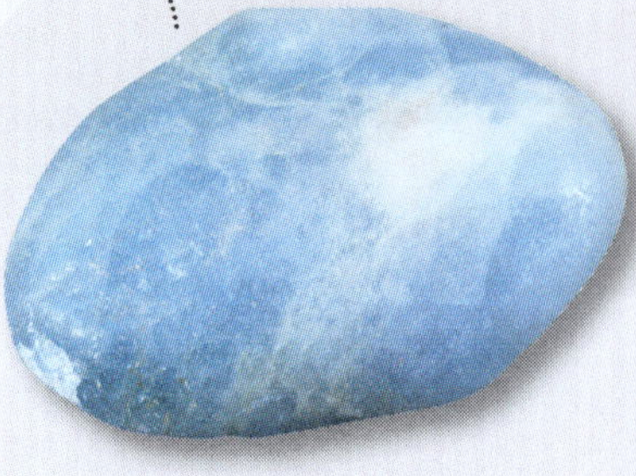

J'ai mal à la gorge

Aigue-marine

- **Action** : soulage les maux et irritations de la gorge et des cordes vocales, aide à venir à bout des laryngites.
- **Mode d'utilisation** : portez votre pierre en pendentif au niveau de la gorge ou posez-la sur la gorge. Vous pouvez l'associer à la calcédoine bleue. Vous pouvez aussi prendre l'aigue-marine sous forme d'élixir.

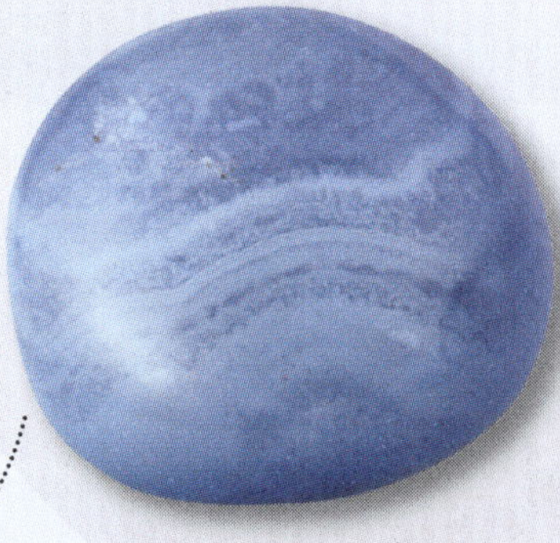

Calcédoine bleue

- **Composition** : dioxyde de silicium.
- **Couleur** : bleue.
- **Purificiation & rechargement** : eau ou eau salée, soleil, amas ou géode de quartz ou d'améthyste.
- **Méridien chinois** : poumon.
- **Pic d'activité** : entre 3 h et 5 h du matin*.
- **Action** : fortifie le système immunitaire, action anti-inflammatoire. Lutte contre les inflammations de la gorge.
- **Mode d'utilisation** : placez la calcédoine sur votre gorge ou portez-la en pendentif au niveau de la gorge. Vous pouvez l'associer à une aigue-marine. Vous pouvez également prendre de l'élixir ou de l'eau de calcédoine bleue.

J'ai de l'anémie

Hématite

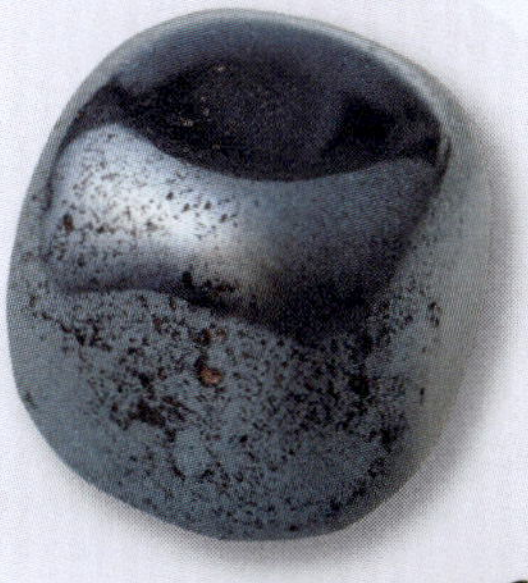

- **Composition** : 70 % oxyde de fer et 30 % fer, traces de manganèse, aluminium et titane.
- **Couleur** : gris métallique, brun-rouge.
- **Purificiation & rechargement** : eau ou eau salée, soleil, amas ou géode de quartz ou d'améthyste.
- **Méridien chinois** : rein.
- **Pic d'activité** : entre 17 h et 19 h*.
- **Action** : tonique général. Apporte du fer et renforce le sang. Elle est recommandée en cas d'anémie, de carence en fer. Elle stimule la production de globules rouges, nettoie et oxygène le sang.
- **Mode d'utilisation** : prenez l'hématite sous forme d'élixir ou d'eau d'hématite.

Pyrite de fer

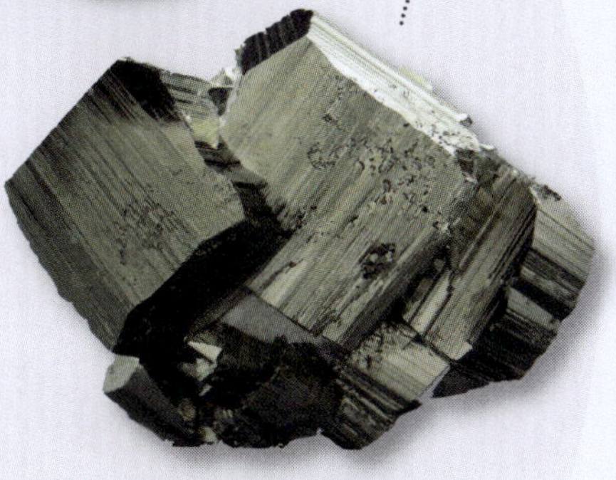

- **Composition** : fer et soufre.
- **Couleur** : brun doré métallique.
- **Purificiation & rechargement** : beaucoup de soleil, amas ou géode de quartz ou d'améthyste.
- **Méridien chinois** : intestin grêle.
- **Pic d'activité** : entre 13 h et 15 h*.
- **Action** : augmente la résistance de l'organisme, diminue la fatigue et lutte contre l'anémie.
- **Mode d'utilisation** : portez votre pierre en pendentif au niveau du plexus solaire (de préférence pas en contact avec la peau car le pyrite tache au contact de la sueur).

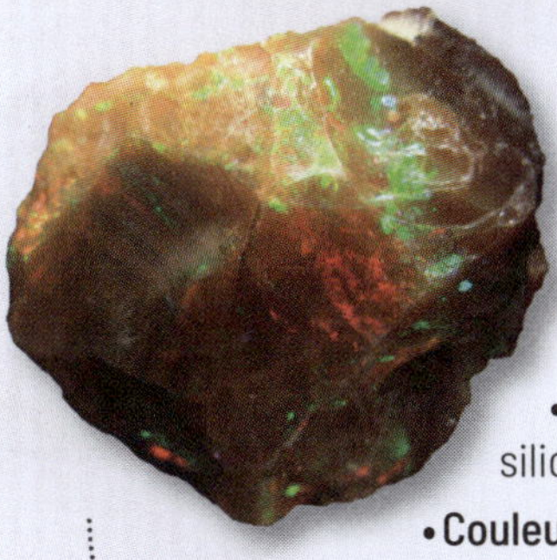

Opale de feu

- **Composition** : dioxyde de silicium.
- **Couleur** : rouge feu.
- **Purificiation & rechargement** : eau, lumière lunaire, amas ou géode de quartz ou d'améthyste. Pas de sel, pas de soleil !
- **Méridien chinois** : cœur.
- **Pic d'activité** : entre 11 h et 13 h*.
- **Action** : elle est réchauffante, fortifiante et revitalisante. Elle redonne de l'énergie.
- **Mode d'utilisation** : portez l'opale en poche et prenez-la très souvent en main. Vous pouvez aussi la prendre sous forme d'élixir ou mettre quelques gouttes d'élixir dans l'eau du bain.

**heure GMT*

J'ai mal aux articulations

Malachite

• **Composition** : carbonate de cuivre.

• **Couleur** : verte.

• **Purificiation & rechargement** : eau, soleil, amas ou géode de quartz ou d'améthyste.

• **Méridien chinois** : foie.

• **Pic d'activité** : entre 1 h et 3 h du matin*.

• **Action** : la malachite est anti-inflammatoire en raison de la présence de cuivre. Elle aide l'organisme à éliminer l'excès d'acide urique et atténue l'arthrite, l'arthrose, les inflammations des articulations et les douleurs rhumatismales.

• **Mode d'utilisation** : appliquez sur la zone douloureuse et attachez-la à l'aide d'un sparadrap. Rincez-la à l'eau claire après utilisation. Vous pouvez aussi la prendre sous forme d'élixir en cas de douleurs chroniques.

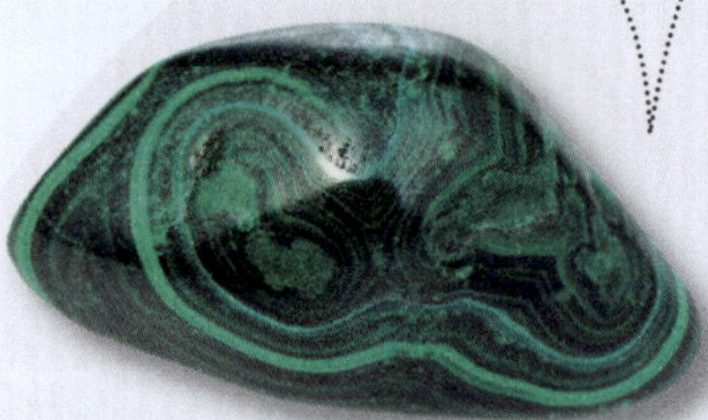

Apatite verte

• **Composition** : pyrophosphate de calcium, fluor, chlore.

• **Couleur** : verte.

• **Purificiation & rechargement** : eau, soleil, amas ou géode de quartz ou d'améthyste. Jamais de sel !

• **Méridien chinois** : rein.

• **Pic d'activité** : entre 17 h et 19 h*.

• **Action** : l'apatite a une action sur le système osseux et les dents.

• **Mode d'utilisation** : massez les articulations douloureuses avec une apatite de bonne taille jusqu'à ce que la pierre chauffe. Rincez-la sous l'eau claire et recommencez. Vous pouvez aussi appliquer la pierre sur la zone douloureuse et la faire tenir avec un sparadrap.

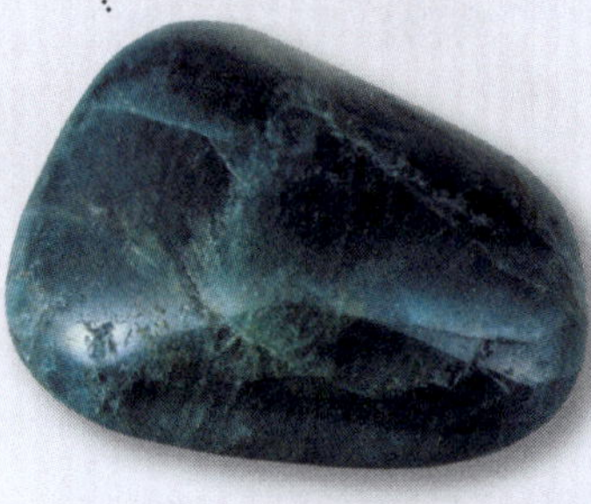

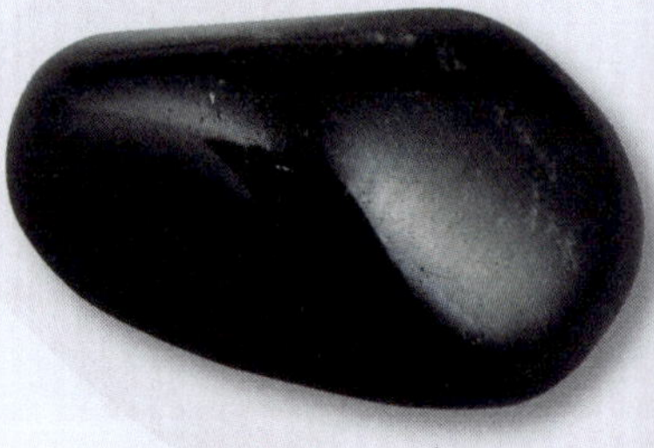

Obsidienne

• **Composition** : pierre volcanique riche en silice.

• **Couleur** : noire, grise, rouge, vert foncé.

• **Purificiation & rechargement** : la purification est inutile. Pour recharger votre pierre, vous pouvez l'exposer au soleil, à la pleine lune ou sur un amas (ou dans une géode) de quartz ou d'améthyste.

• **Méridien chinois** : rein.

• **Pic d'activité** : entre 17 h et 19 h*.

• **Action** : l'obsidienne est indiquée en cas d'arthrose cervicale et de la hanche.

• **Mode d'utilisation** : appliquez l'obsidienne sur la zone douloureuse et gardez-la en place à l'aide d'un sparadrap. Vous pouvez aussi prendre de l'élixir d'obsidienne.

J'ai des rhumatismes

Malachite

- **Voir « J'ai mal aux articulations »**, page précédente.

Turquoise

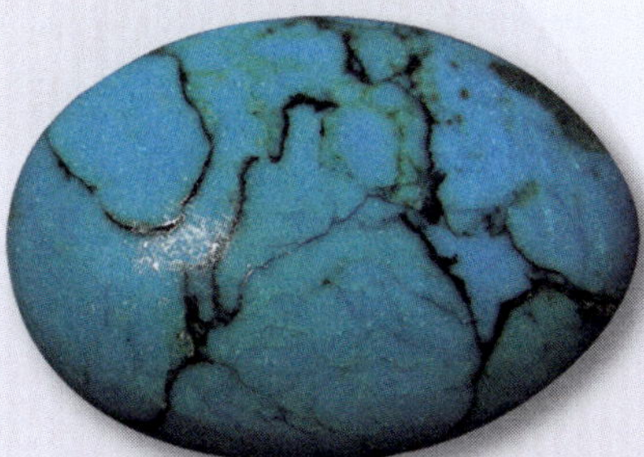

- **Composition** : phosphate de cuivre et d'aluminium.
- **Couleur** : bleu-vert.
- **Purificiation & rechargement** : eau, très peu de soleil, amas ou géode de quartz ou d'améthyste.
- **Méridien chinois** : rein.
- **Pic d'activité** : entre 17 h et 19 h*.
- **Action** : la turquoise est antidouleur, antiinflammatoire et détoxiquante. Elle soulage les rhumatismes et la goutte.
- **Mode d'utilisation** : portez votre turquoise en pendentif sur la poitrine.

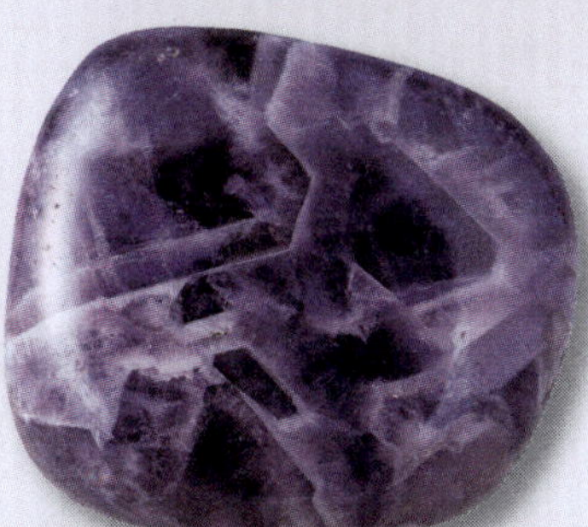

Je dors mal

Améthyste

- **Composition** : dioxyde de silicium.
- **Couleur** : violette.
- **Purificiation & rechargement** : eau, obscurité, amas ou géode de quartz.
- **Méridiens chinois** : poumon et gros intestin.
- **Pic d'activité** : entre 3 h et 5 h du matin* pour le poumon, et entre 5 h et 7 h du matin* pour le gros intestin.
- **Action** : l'améthyste calme le stress, facilite le sommeil et évite les réveils nocturnes.
- **Mode d'utilisation** : mettez une belle améthyste sous l'oreiller.

*heure GMT

Cordiérite (iolite)

- **Composition** : silicate de magnésium et d'aluminium, fer, calcium, manganèse, sodium, potassium, titane.
- **Couleur** : violette.
- **Purificiation & rechargement** : eau ou eau salée, lumière lunaire, amas ou géode de quartz ou d'améthyste.
- **Méridien chinois** : vessie.
- **Pic d'activité** : entre 15 h et 17 h*.
- **Action** : régule le sommeil, calme les angoisses et aide à se débarrasser des cauchemars.
- **Mode d'utilisation** : placez une cordiérite sous l'oreiller ou dormez avec un bracelet de cordiérite. Un collier ferait aussi l'affaire mais celui-ci risque de vous gêner pendant votre sommeil.

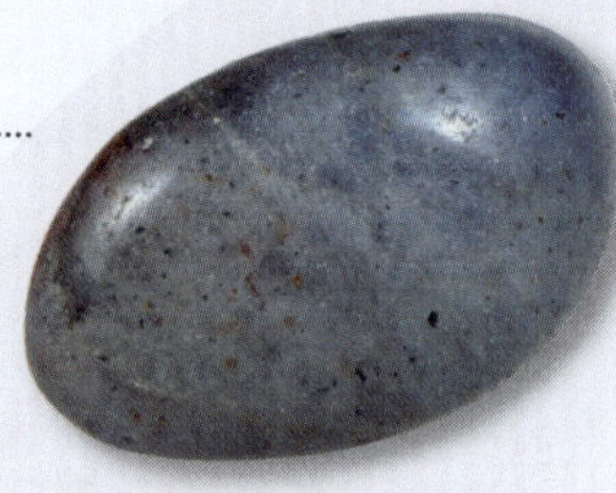

Rhodonite

- **Composition** : silicate de manganèse et silicium.
- **Couleur** : rose.
- **Purificiation & rechargement** : eau, soleil, amas ou géode de quartz ou d'améthyste.
- **Méridien chinois** : cœur.
- **Pic d'activité** : entre 11 h et 13 h*.
- **Action** : la rhodonite facilite le sommeil et lutte contre les insomnies.
- **Mode d'utilisation** : placez une rhodonite sur la poitrine (entre les 2 seins) et gardez-la en place avec un sparadrap, la nuit. Vous pouvez également prendre la rhodonite sous forme d'élixir.

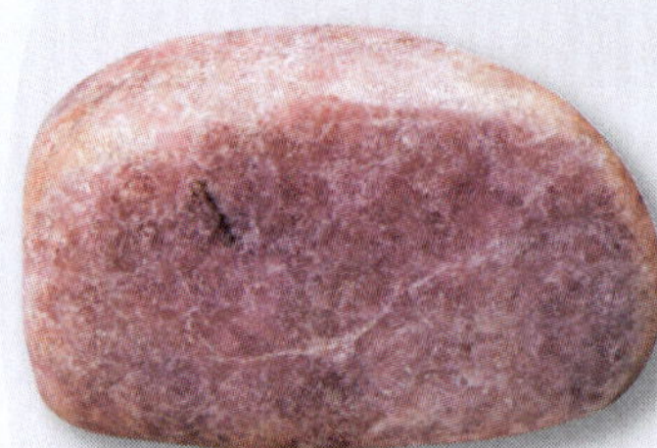

Je suis enrhumé(e)

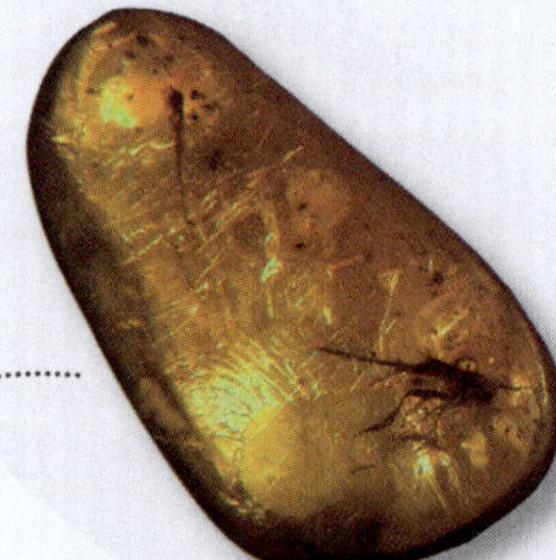

Ambre jaune

- **Composition** : résine de pin fossilisée.
- **Couleur** : jaune.
- **Purificiation & rechargement** : aucun, à part un coup de chiffon et éventuellement un passage à l'eau. L'ambre n'est pas un cristal.
- **Méridien chinois** : poumon.
- **Pic d'activité** : entre 3 h et 5 h du matin*.
- **Action** : l'ambre lutte contre les troubles ORL hivernaux et stimule la vitalité.
- **Mode d'utilisation** : attachez un morceau d'ambre sur le front avec un sparadrap pendant une demi-heure environ.

Célestine (célestite)

- **Composition** : sulfate de strontium, calcium, baryum.
- **Couleur** : bleu pâle.
- **Purificiation & rechargement** : eau, très peu de soleil, amas ou géode de quartz ou d'améthyste. Jamais de sel !
- **Méridien chinois** : rein.
- **Pic d'activité** : entre 17 h et 19 h*.
- **Action** : la célestine dégage le nez bouché et améliore la respiration.
- **Mode d'utilisation** : attachez une célestine sur le front avec un sparadrap pendant une demi-heure environ.

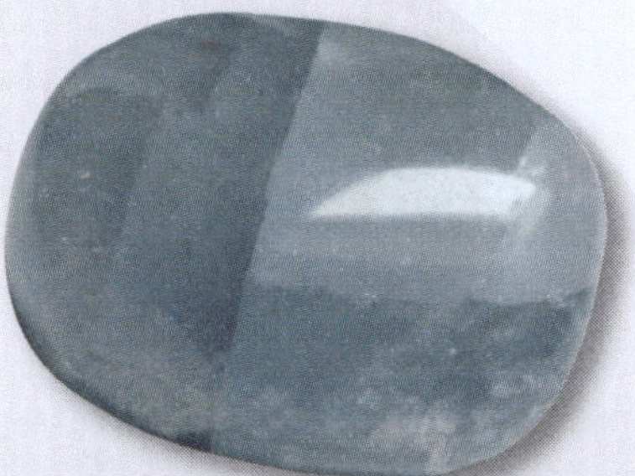

J'ai une sinusite

Célestine (célestite)

- **Voir « Je suis enrhumé(e) »**, ci-dessus.

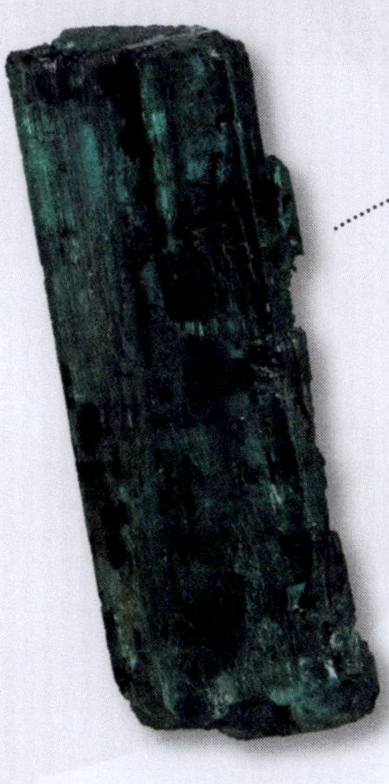

J'ai une otite

Émeraude

- **Composition** : silicate d'aluminium et de béryllium.
- **Couleur** : verte.
- **Purificiation & rechargement** : eau, soleil. Jamais de sel !
- **Méridien chinois** : foie.
- **Pic d'activité** : entre 1 h et 3 h du matin*.
- **Action** : l'émeraude a une action stimulante sur tout le système immunitaire.
- **Mode d'utilisation** : portez une émeraude en pendentif sur la poitrine. Si vous êtes fréquemment sujet aux otites, prenez de l'élixir d'émeraude en cure pour renforcer votre système immunitaire.

*heure GMT

Saphir bleu pâle

• **Composition** : oxyde d'aluminium, traces de titane et de fer.

• **Couleur** : bleu pâle.

• **Purificiation & rechargement** : eau ou eau salée, lumière lunaire, amas ou géode de quartz ou d'améthyste.

• **Méridien chinois** : foie.

• **Pic d'activité** : entre 1 h et 3 h du matin*.

• **Action** : le saphir bleu clair est bénéfique à toute la sphère ORL et soulage les otites.

• **Mode d'utilisation** : mettez un saphir sur le front pendant un quart d'heure. Maintenez-le en place avec un sparadrap. L'élixir de saphir est indiqué en cure en cas de troubles ORL et d'otites chroniques.

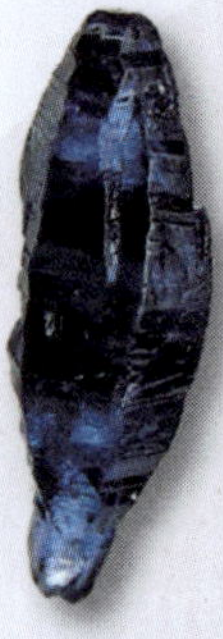

Tourmaline noire

• **Composition** : silicate complexe de bore, sodium, aluminium, fer, silicium.

• **Couleur** : noir à brun foncé.

• **Purification & rechargement** : eau ou eau salée, lumière lunaire, amas ou géode de quartz ou d'améthyste.

• **Méridien chinois** : rein.

• **Pic d'activité** : entre 17 h et 19 h*.

• **Action** : la tourmaline noire a une action antalgique (antidouleur) et anti-inflammatoire locale.

• **Mode d'utilisation** : appliquez une tourmaline noire sur l'oreille une dizaine de minutes.

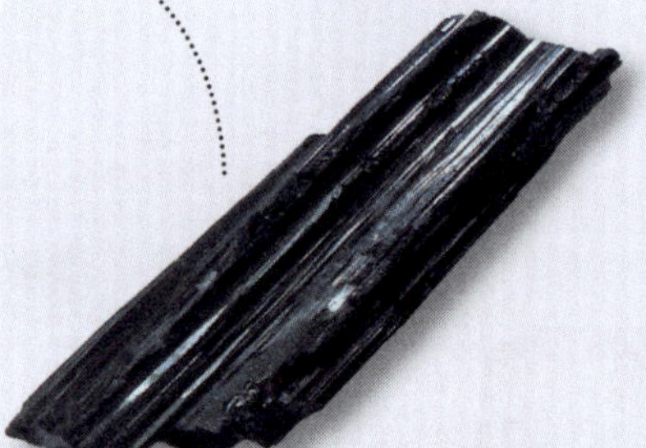

Je digère mal

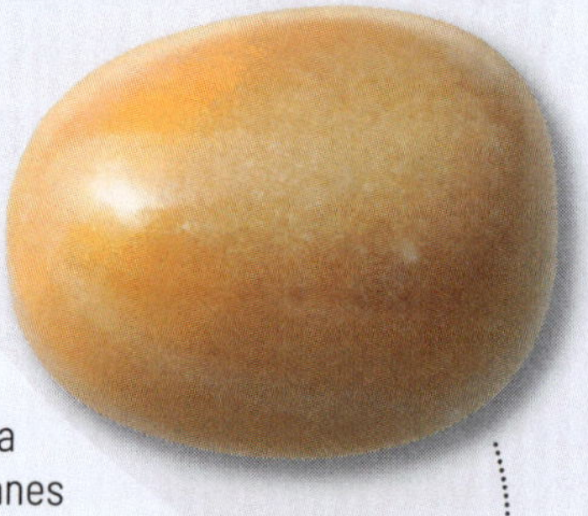

Jaspe jaune

• **Composition** : dioxyde de silicium.

• **Couleur** : jaune.

• **Purificiation & rechargement** : eau ou eau salée, soleil, amas ou géode de quartz ou d'améthyste.

• **Méridien chinois** : rate.

• **Pic d'activité** : entre 9 h et 11 h du matin*.

• **Action** : régule le fonctionnement du foie, du pancréas et de la vésicule biliaire, organes essentiels pour une digestion harmonieuse.

• **Mode d'utilisation** : posez un jaspe jaune sur la zone biliaire (directement sur la peau) pendant une vingtaine de minutes chaque jour.

Œil de tigre

- **Composition** : dioxyde de silicium.
- **Couleur** : tigrée jaune-brun.
- **Purificiation & rechargement** : eau ou eau salée, soleil, amas ou géode de quartz ou d'améthyste.
- **Méridiens chinois** : rate et estomac.
- **Pic d'activité** : entre 9 h et 11 h du matin* pour le méridien de la rate, et entre 7 h et 9 h du matin* pour le méridien de l'estomac.
- **Action** : l'œil de tigre a une action anti-stress sur la sphère digestive. Il régularise la production d'acide gastrique par l'estomac et calme les crampes intestinales.
- **Mode d'utilisation** : portez un bel œil de tigre en poche pendant une semaine. Prenez de l'élixir d'œil de tigre.

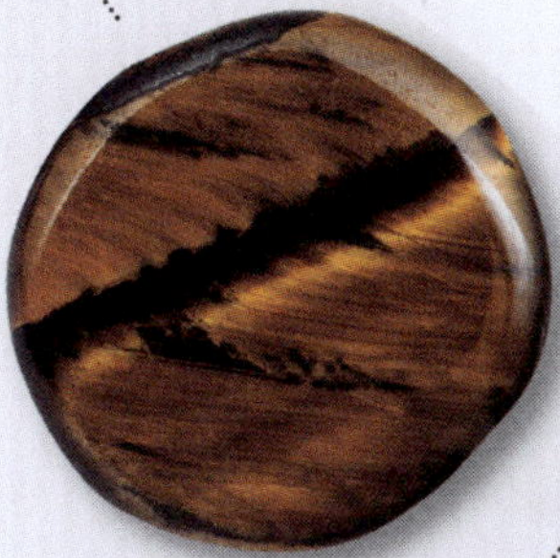

Citrine

- **Composition** : dioxyde de silicium, traces de calcium, magnésium, lithium, sodium, fer et aluminium.
- **Couleur** : jaune.
- **Purificiation & rechargement** : eau ou eau salée, beaucoup de soleil, amas ou géode de quartz ou d'améthyste.
- **Méridiens chinois** : rate et estomac.
- **Pic d'activité** : entre 7 h et 9 h du matin* pour le méridien de l'estomac, et entre 9 h et 11 h du matin* pour le méridien de la rate.
- **Action** : la citrine améliore le fonctionnement du système digestif en stimulant la production d'enzymes digestives et la flore intestinale bénéfique.
- **Mode d'utilisation** : placez une citrine sur le plexus solaire (pointe du sternum) pendant 20 minutes. Massez-vous le ventre avec une huile de citrine.

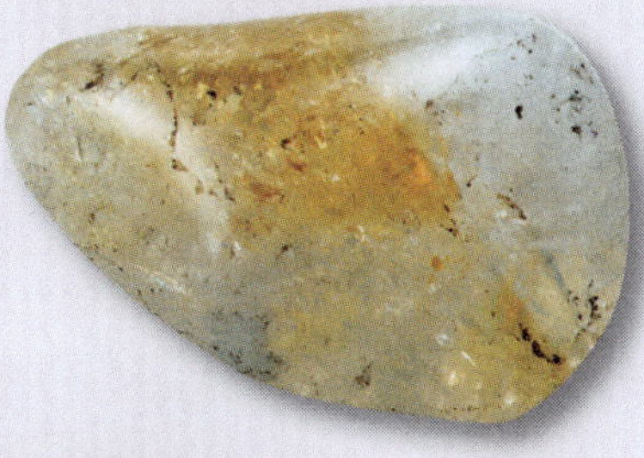

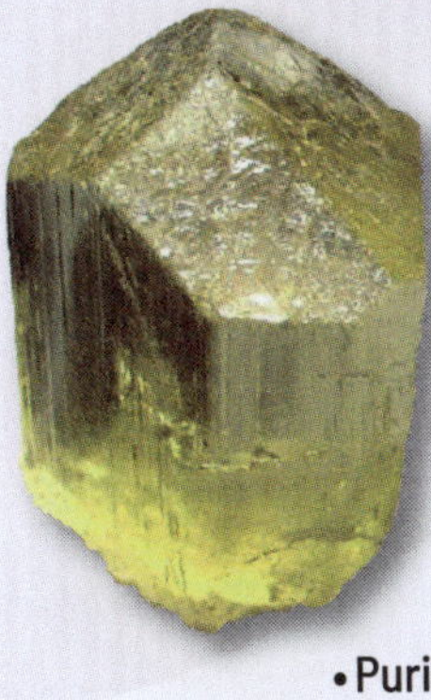

Scapolite jaune

- **Composition** : silicate d'aluminium, de calcium, sodium et potassium.
- **Couleur** : jaune.
- **Purificiation & rechargement** : eau, un peu de soleil, amas ou géode de quartz ou d'améthyste.
- **Méridiens chinois** : rate et estomac.
- **Pic d'activité** : entre 7 h et 9 h du matin* pour le méridien de l'estomac, et entre 9 h et 11 h du matin* pour le méridien de la rate.
- **Action** : stimule la digestion et lutte contre l'excès d'acidité gastrique.
- **Mode d'utilisation** : portez la scapolite jaune en pendentif à même la peau au niveau du plexus solaire. L'élixir de scapolite jaune est aussi indiqué contre la constipation.

*heure GMT

J'ai des brûlures d'estomac

Hypersthène

- **Composition** : inosilicate.
- **Couleur** : gris-vert.
- **Purificiation & rechargement** : eau ou eau salée, soleil, amas ou géode de quartz ou d'améthyste.
- **Méridien chinois** : vésicule biliaire.
- **Pic d'activité** : entre 23 h et 1 h du matin*.
- **Action** : régule l'hyperacidité de l'estomac.
- **Mode d'utilisation** : posez un bel hypersthène sur le plexus solaire pendant un quart d'heure.

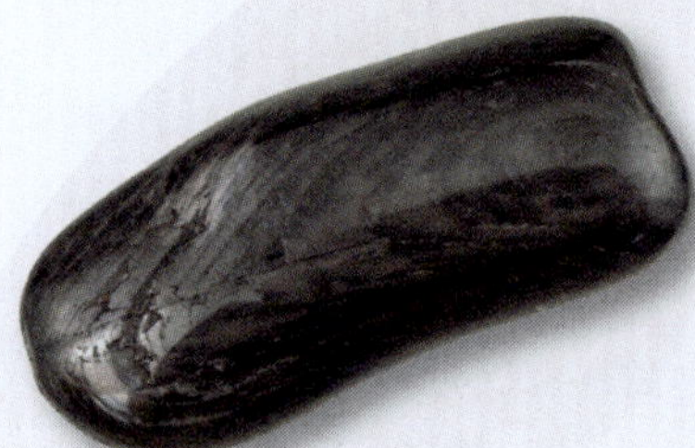

Péridot

- **Composition** : silicate de magnésium ferreux.
- **Couleur** : verte.
- **Purificiation & rechargement** : eau ou eau salée, beaucoup de soleil, amas ou géode de quartz ou d'améthyste.
- **Méridien chinois** : vésicule biliaire.
- **Pic d'activité** : entre 23 h et 1 h du matin*.
- **Action** : le péridot équilibre la fonction digestive.
- **Mode d'utilisation** : posez votre péridot sur la poitrine au niveau du plexus solaire pendant un quart d'heure. Vous pouvez le combiner avec l'hypersthène. Mettre un péridot sur le plexus solaire pendant un quart d'heure et un hypersthène un autre quart d'heure (par exemple un le matin et l'autre le soir) ou un jour sur deux. Vous pouvez aussi prendre de l'élixir de péridot.

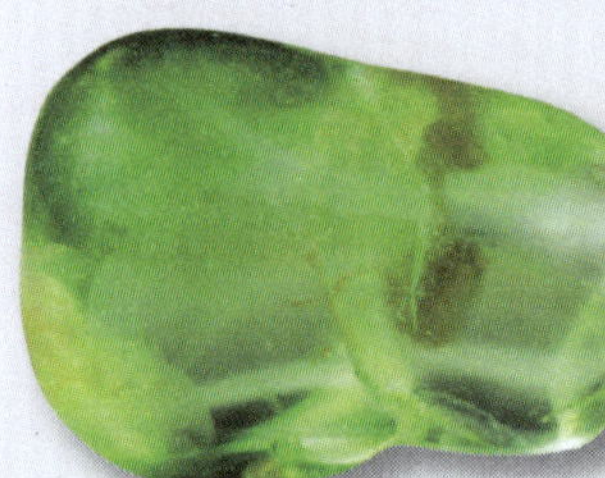

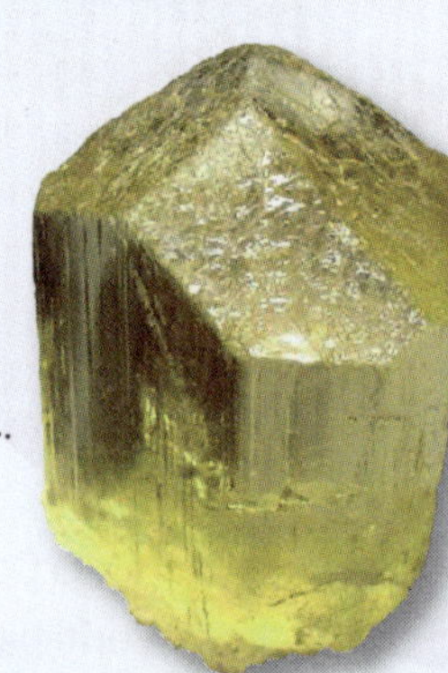

Scapolite jaune

- **Voir « Je digère mal »,** page 19.

Je suis toujours fatigué(e)

Opale de feu

• Voir « J'ai de l'anémie », page 13.

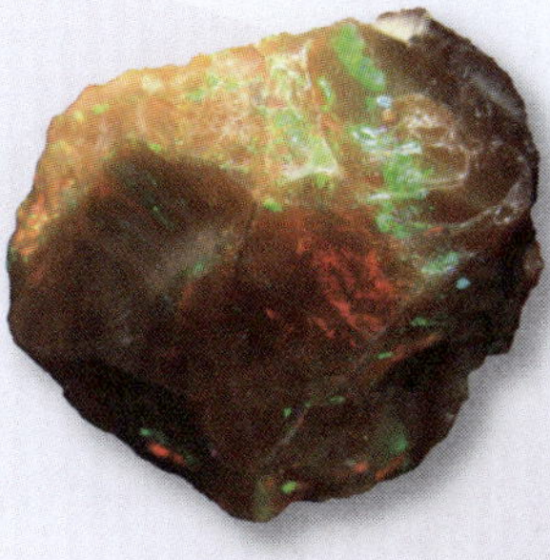

Rubis

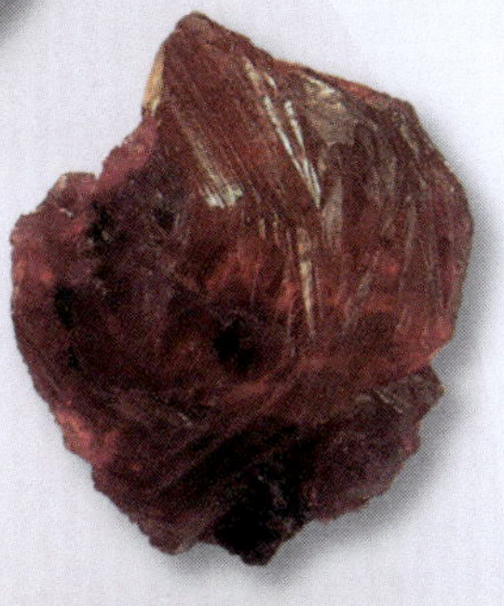

- **Composition** : oxyde d'aluminium, oxyde de chrome.
- **Couleur** : rouge.
- **Purificiation & rechargement** : eau ou eau salée, beaucoup de soleil, amas ou géode de quartz ou d'améthyste.
- **Méridien chinois** : cœur.
- **Pic d'activité** : entre 11 h et 13 h*.
- **Action** : stimulant. Le rubis est particulièrement efficace en cas de fatigue physique due à l'effort.
- **Mode d'utilisation** : vous pouvez le porter en pendentif, prendre de l'élixir de rubis ou en ajouter quelques gouttes à l'eau du bain.

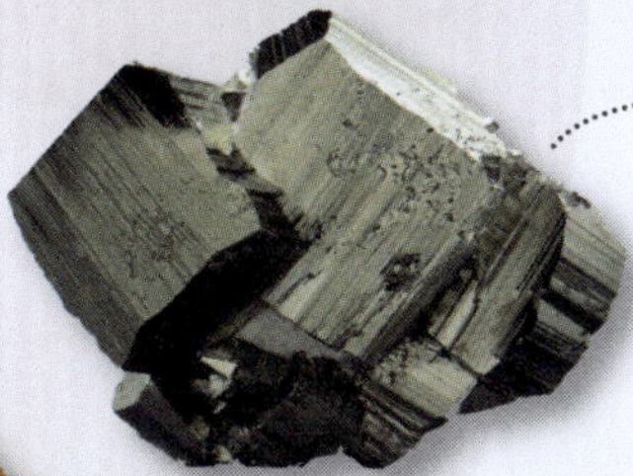

Pyrite de fer

• Voir « J'ai de l'anémie », page 13.

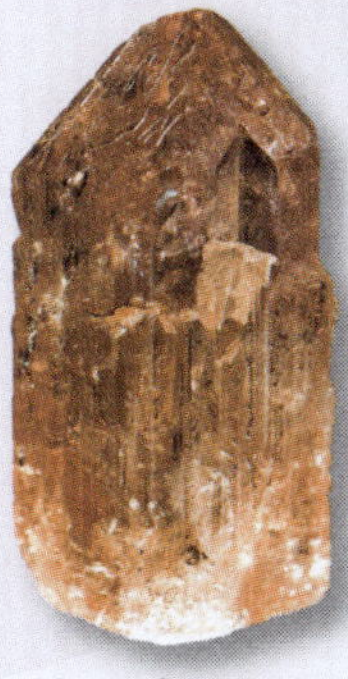

Topaze impériale

- **Composition** : fluorosilicate d'aluminium, traces de fer, de magnésium, de chrome et de titane.
- **Couleur** : jaune-orange.
- **Purificiation & rechargement** : eau ou eau salée, beaucoup de soleil, amas ou géode de quartz ou d'améthyste.
- **Méridien chinois** : estomac.
- **Pic d'activité** : entre 7 h et 9 h du matin*.
- **Action** : revitalisante. Redonne du tonus et lutte contre la fatigue.
- **Mode d'utilisation** : à porter en pendentif sur la poitrine, de préférence à même la peau. Elle vous rechargera en énergie.

*heure GMT

Purpurite

- **Composition** : phosphate de manganèse, fer.
- **Couleur** : rouge, violet.
- **Purificiation & rechargement** : eau, soleil, amas ou géode de quartz ou d'améthyste.
- **Méridien** : triple réchauffeur.
- **Pic d'activité** : entre 21 h et 23 h*.
- **Action** : lutte contre les fatigues sans cause physiologique. C'est la pierre recommandée en cas de burn out.
- **Mode d'utilisation** : portez votre purpurite en pendentif sur la poitrine à même la peau.

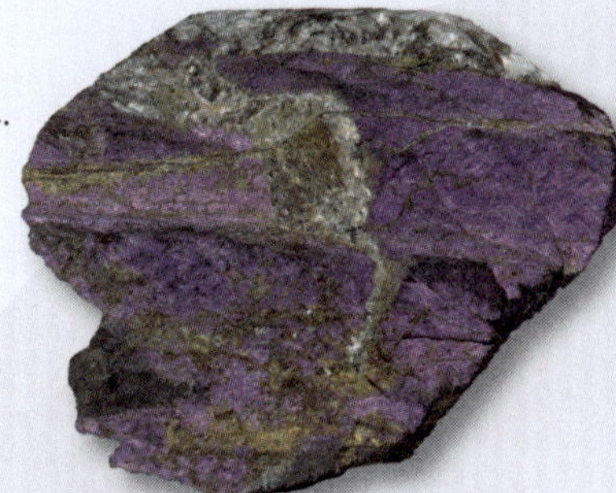

Je veux un bébé

Cornaline

- **Composition** : dioxyde de silicium, oxyde de fer.
- **Couleur** : rouge orangé.
- **Purificiation & rechargement** : eau ou eau salée, beaucoup de soleil, amas ou géode de quartz ou d'améthyste.
- **Méridiens chinois** : intestin grêle et triple réchauffeur.
- **Pic d'activité** : entre 13 h et 15 h* pour l'intestin grêle et entre 21 h et 23 h* pour le triple réchauffeur.
- **Action** : dénoue les blocages qui peuvent empêcher la conception.
- **Mode d'utilisation** : prenez de l'élixir de cornaline et/ou dormez avec une cornaline sur le bas-ventre (tenue en place par un sparadrap, par exemple) ou mettez-la sous votre oreiller.

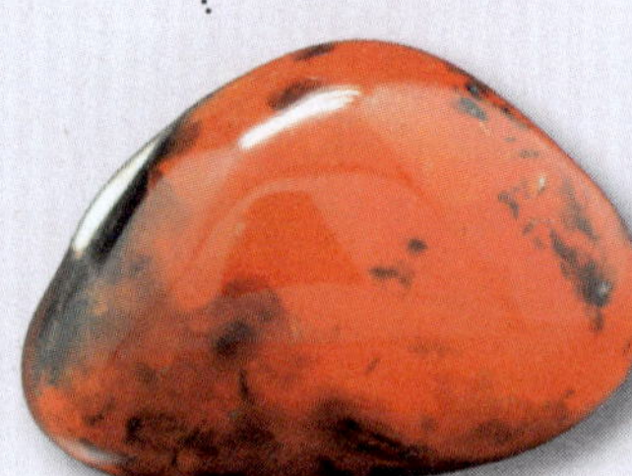

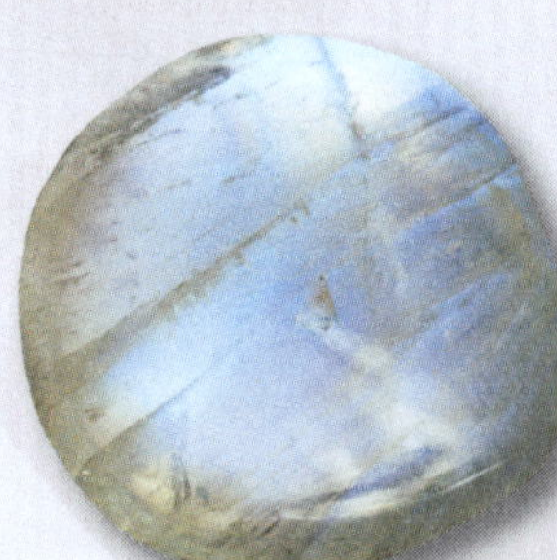

Pierre de lune (adulaire)

- **Composition** : alumino silicate de potassium.
- **Couleur** : blanc bleuté.
- **Purificiation & rechargement** : eau, lumière lunaire, amas ou géode de quartz ou d'améthyste.
- **Méridien chinois** : rein.
- **Pic d'activité** : entre 17 h et 19 h*.
- **Action** : équilibre le système hormonal féminin.
- **Mode d'utilisation** : prenez la pierre de lune en élixir. Posez une pierre de lune sur le bas-ventre tous les jours pendant 15 minutes.

Jaspe rouge

- **Composition** : dioxyde de silicium.
- **Couleur** : rouge brique.
- **Purificiation & rechargement** : eau ou eau salée, soleil, amas ou géode de quartz ou d'améthyste.
- **Méridien chinois** : triple réchauffeur.
- **Pic d'activité** : entre 21 h et 23 h*.
- **Action** : régule le système hormonal féminin, notamment après un accouchement ou une fausse couche, et permet donc de (re)tomber plus facilement enceinte et de mener la grossesse à terme.
- **Mode d'utilisation** : prenez votre jaspe rouge en main le plus souvent possible. Posez-le sur le bas-ventre 10 minutes tous les jours.

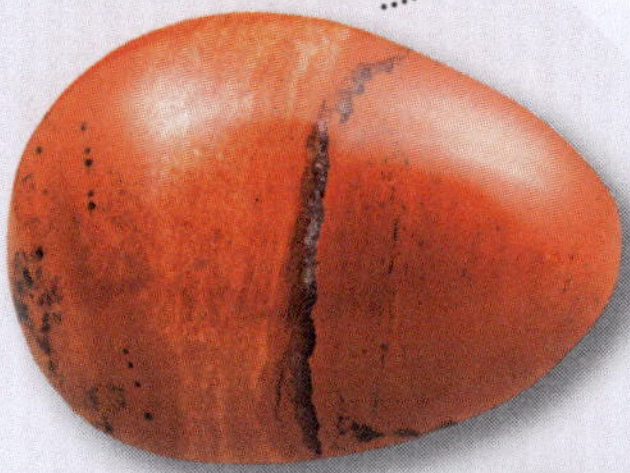

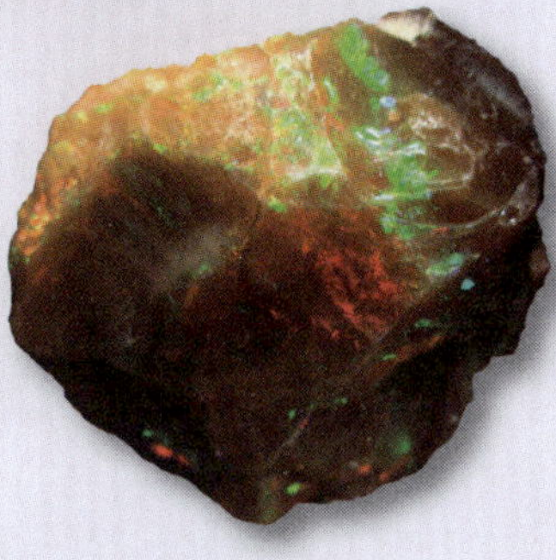

Opale de feu

- **Composition** : dioxyde de silicium.
- **Couleur** : rouge feu.
- **Purificiation & rechargement** : eau, lumière lunaire, amas ou géode de quartz ou d'améthyste. Pas de sel, pas de soleil !
- **Méridien chinois** : cœur.
- **Pic d'activité** : entre 11 h et 13 h*.
- **Action** : l'opale de feu stimule la fertilité et facilite l'accouchement.
- **Mode d'utilisation** : portez une opale de feu dans votre poche et prenez-la en main le plus souvent possible ou placez-la sur le bas-ventre 10 à 15 minutes tous les jours.

J'ai le foie paresseux

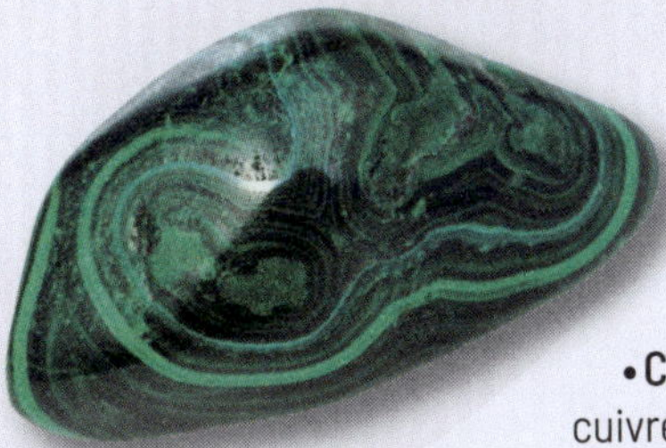

Malachite

- **Composition** : carbonate de cuivre.
- **Couleur** : verte.
- **Purificiation & rechargement** : eau, soleil, amas ou géode de quartz ou d'améthyste.
- **Méridien chinois** : foie.
- **Pic d'activité** : entre 1 h et 3 h du matin*.
- **Action** : la malachite aide le foie et la vésicule biliaire à fonctionner correctement.
- **Mode d'utilisation** : prenez de l'élixir de malachite à raison de 5 gouttes 3 fois par jour en dehors des repas.

**heure GMT*

Jaspe jaune

- **Composition** : dioxyde de silicium.
- **Couleur** : jaune.
- **Purificiation & rechargement** : eau ou eau salée, soleil, amas ou géode de quartz ou d'améthyste.
- **Méridien chinois** : rate.
- **Pic d'activité** : entre 9 h et 11 h du matin*.
- **Action** : régule le fonctionnement du foie, du pancréas et de la vésicule biliaire.
- **Mode d'utilisation** : posez un jaspe jaune sur le foie (directement sur la peau) pendant une vingtaine de minutes chaque jour.

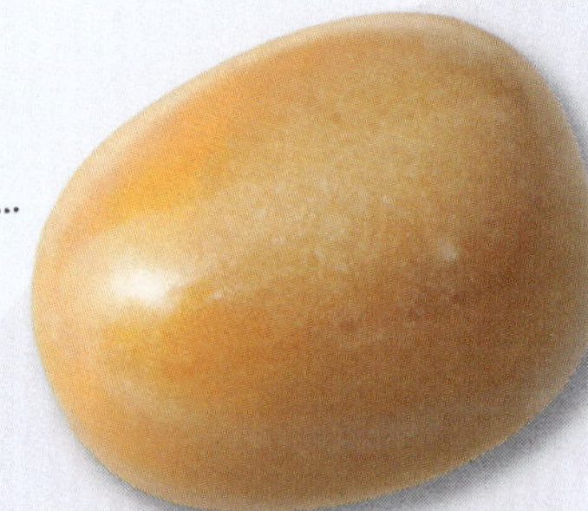

Je bégaie

Azurite

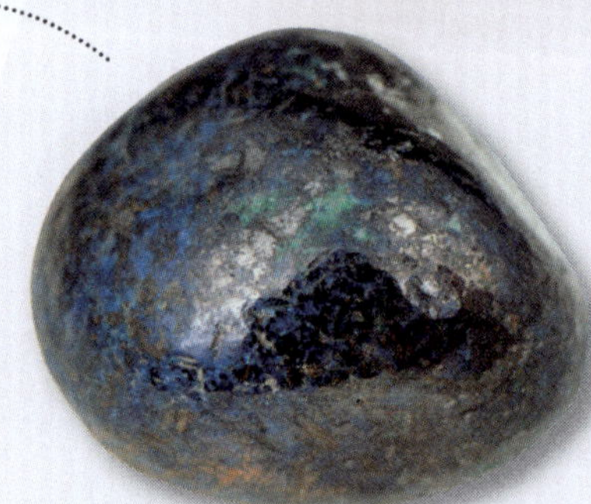

- **Composition** : carbonate basique de cuivre.
- **Couleur** : bleu indigo.
- **Purificiation & rechargement** : eau, lumière lunaire et solaire, amas ou géode de quartz ou d'améthyste.
- **Méridien chinois** : poumon.
- **Pic d'activité** : entre 3 h et 5 h du matin*.
- **Action** : l'azurite lutte contre les bégaiements causés par l'émotion ou le stress.
- **Mode d'utilisation** : portez une azurite en pendentif au niveau de la gorge.

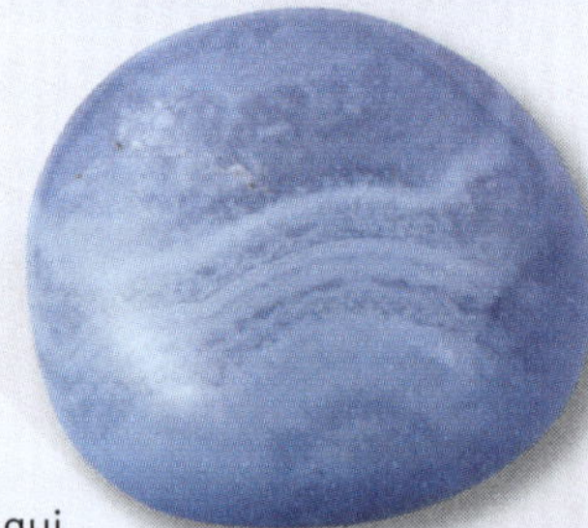

Calcédoine bleue

- **Composition** : dioxyde de silicium.
- **Couleur** : bleue.
- **Purificiation & rechargement** : eau ou eau salée, soleil, amas ou géode de quartz ou d'améthyste.
- **Méridien chinois** : poumon.
- **Pic d'activité** : entre 3 h et 5 h du matin*.
- **Action** : agit sur tout ce qui entrave la parole. Elle agit donc sur les bégaiements.
- **Mode d'utilisation** : portez une calcédoine bleue en pendentif au niveau de la gorge.

Je suis constipé(e)

Tourmaline verte (verdéite)

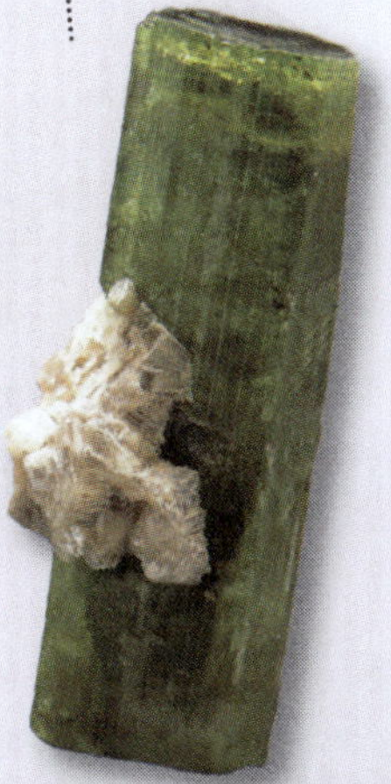

- **Composition** : silicate de sodium, silicium, aluminium, bore, lithium.
- **Couleur** : verte.
- **Purificiation & rechargement** : eau ou eau salée, soleil, amas ou géode de quartz ou d'améthyste.
- **Méridien chinois** : foie.
- **Pic d'activité** : entre 1 h et 3 h du matin*.
- **Action** : la tourmaline verte améliore un transit lent.
- **Mode d'utilisation** : posez une belle tourmaline verte sur le bas-ventre 10 minutes par jour, ou plus souvent si nécessaire, jusqu'au retour à la normale.

Ambre jaune

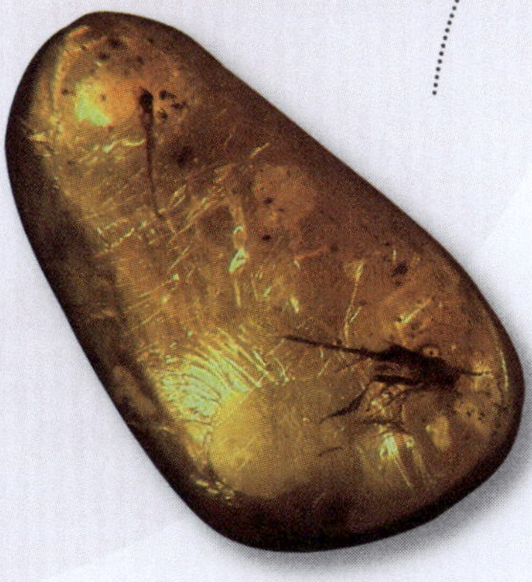

- **Composition** : résine de pin fossilisée.
- **Couleur** : jaune.
- **Purificiation & rechargement** : aucun, à part un coup de chiffon et éventuellement un passage à l'eau. L'ambre n'est pas un cristal.
- **Méridien chinois** : poumon.
- **Pic d'activité** : entre 3 h et 5 h du matin*.
- **Action** : l'ambre régule la digestion et soulage la constipation.
- **Mode d'utilisation** : massez-vous le ventre avec une huile d'ambre dans le sens des aiguilles d'une montre et/ou buvez de l'eau d'ambre.

**heure GMT*

J'ai un coup de soleil

Aventurine

• **Composition** : dioxyde de silicium.

• **Couleur** : verte.

• **Purificiation & rechargement** : eau ou eau salée, soleil, amas ou géode de quartz ou d'améthyste.

• **Méridien chinois** : foie.

• **Pic d'activité** : entre 1 h et 3 h du matin*.

• **Action** : calme la douleur et l'inflammation, et aide ainsi à soulager le coup de soleil.

• **Mode d'utilisation** : tamponnez le coup de soleil avec de l'eau d'aventurine. S'il est localisé sur une petite zone de peau, vous pouvez appliquer directement l'aventurine sur la zone brûlée.

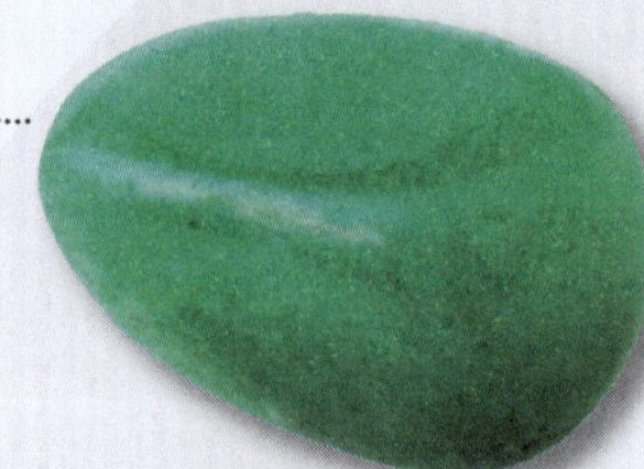

Améthyste

• **Composition** : dioxyde de silicium.

• **Couleur** : violette.

• **Purificiation & rechargement** : eau, obscurité, amas ou géode de quartz.

• **Méridiens chinois** : poumon et gros intestin.

• **Pic d'activité** : entre 3 h et 5 h du matin* pour le poumon, et entre 5 h et 7 h du matin* pour le gros intestin.

• **Action** : l'améthyste atténue la douleur et favorise la cicatrisation des brûlures.

• **Mode d'utilisation** : tamponnez régulièrement le coup de soleil avec de l'eau d'améthyste.

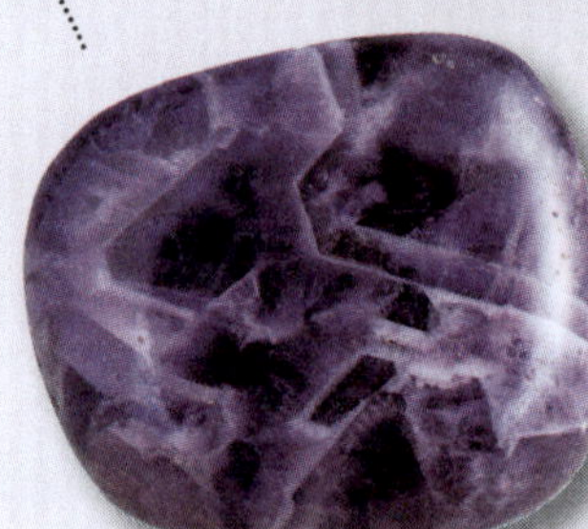

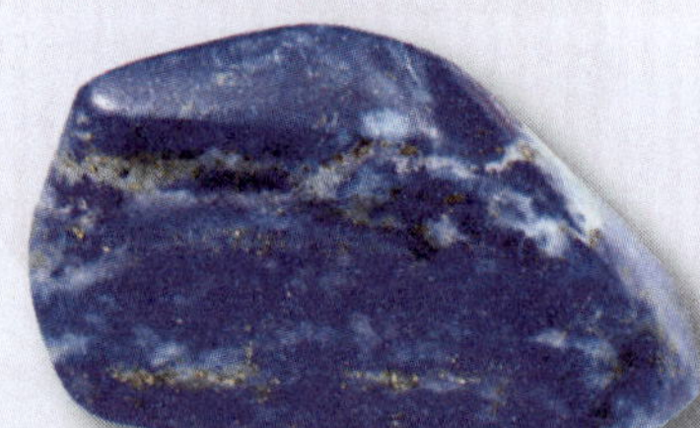

Lapis-lazuli

• **Composition** : silicium, sodium, aluminium, oxygène, soufre, calcium, fer, vitamine B...

• **Couleur** : bleu indigo.

• **Purificiation & rechargement** : amas ou géode de quartz ou d'améthyste. Jamais de sel !

• **Méridien chinois** : vessie.

• **Pic d'activité** : entre 15 h et 17 h*.

• **Action** : apaisant et rafraîchissant.

• **Mode d'utilisation** : massez la zone brûlée avec un lapis-lazuli.

J'ai des crampes

Malachite

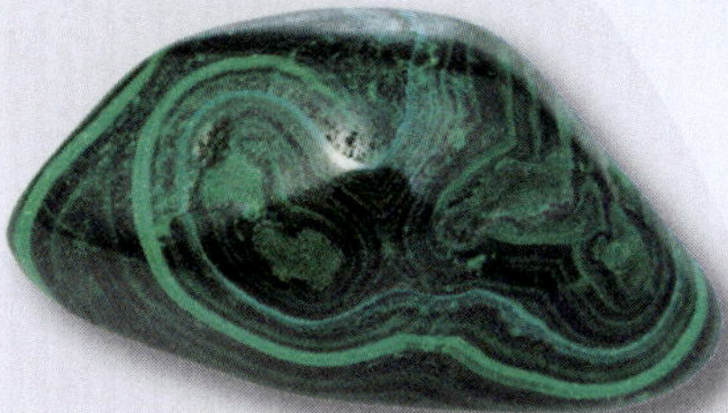

- **Composition** : carbonate de cuivre.
- **Couleur** : verte.
- **Purificiation & rechargement** : eau, soleil, amas ou géode de quartz ou d'améthyste.
- **Méridien chinois** : foie.
- **Pic d'activité** : entre 1 h et 3 h du matin*.
- **Action** : la malachite est antispasmodique, elle calme la douleur et élimine l'excès d'urée et les toxines.
- **Mode d'utilisation** : appliquez une malachite sur « la crampe » ou, en cas de crampes fréquentes, prenez de l'élixir de malachite en cure à raison de 5 gouttes 3 fois par jour en dehors des repas.

Magnétite (aimant naturel)

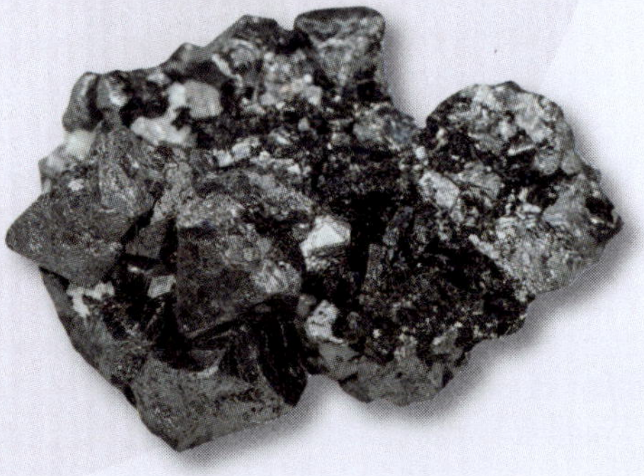

- **Composition** : oxyde de fer avec des traces de magnésium, zinc, manganèse, chrome, nickel...
- **Couleur** : noir avec reflets gris.
- **Purificiation & rechargement** : eau, soleil, enfouissement dans la terre, amas ou géode de quartz ou d'améthyste.
- **Méridien chinois** : foie.
- **Pic d'activité** : entre 1 h et 3 h du matin*.
- **Action** : la magnétite est un aimant naturel. Son action se rapproche donc de celle des aimants dont l'effet antalgique est bien connu. La magnétite est drainante et anti-inflammatoire. Elle favorise l'élimination des toxines et aide à relâcher le muscle contracté.
- **Mode d'utilisation** : appliquez une magnétite sur « la crampe » pendant 10 minutes et/ou prenez-la sous forme d'élixir en cas de crampes chroniques, 5 gouttes 3 fois par jour en dehors des repas, en cure de 3 semaines.

*heure GMT

Chalcopyrite

- **Composition** : minerai de cuivre et fer, traces d'argent, d'or, de sélénium...
- **Couleur** : jaune or.
- **Purificiation & rechargement** : eau, soleil, amas ou géode de quartz ou d'améthyste. Jamais de sel !
- **Méridiens chinois** : rate et estomac.
- **Pic d'activité** : entre 9 h et 11 h du matin* pour le méridien de la rate, et entre 7 h et 9 h du matin* pour le méridien de l'estomac.
- **Action** : apaisante et anti-inflammatoire.
- **Mode d'utilisation** : frottez le muscle douloureux avec une belle chalcopyrite ou massez-le avec de l'huile de chalcopyrite. Si les crampes sont fréquentes, vous pouvez aussi prendre la chalcopyrite sous forme d'élixir en cure de 21 jours à raison de 5 gouttes sous la langue 3 fois par jour en dehors des repas.

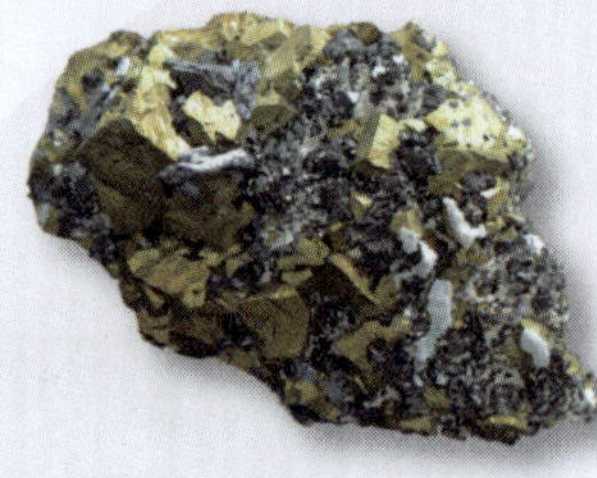

J'ai une conjonctivite

Or natif

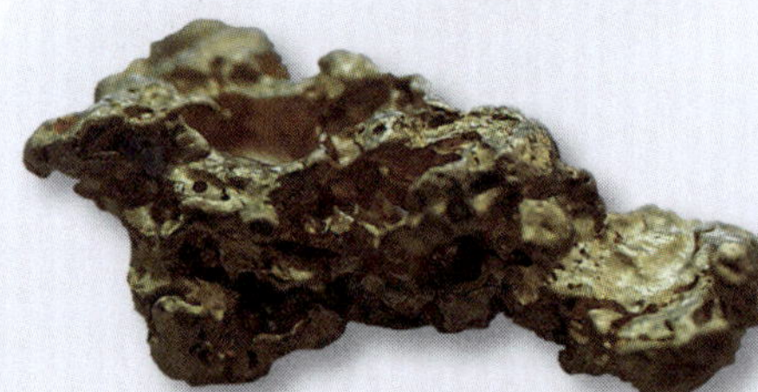

- **Composition** : or.
- **Couleur** : jaune doré.
- **Purificiation & rechargement** : eau ou eau salée, soleil ou lumière des flammes, amas ou géode de quartz ou d'améthyste.
- **Méridiens chinois** : rate et estomac.
- **Pic d'activité** : entre 9 h et 11 h du matin* pour le méridien de la rate, et entre 7 h et 9 h du matin* pour le méridien de l'estomac.
- **Action** : anti-infectieux et anti-inflammatoire.
- **Mode d'utilisation** : imbibez un coton d'élixir d'or natif et appliquez sur l'œil atteint.

Émeraude

- **Composition** : silicate d'aluminium et silicate de béryllium.
- **Couleur** : verte.
- **Purificiation & rechargement** : eau claire, soleil. Jamais de sel !
- **Méridien chinois** : foie.
- **Pic d'activité** : entre 1 h et 3 h du matin*.
- **Action** : soulage les troubles oculaires.
- **Mode d'utilisation** : faites des bains oculaires quotidiens avec de l'eau d'émeraude ou imbibez un coton d'eau d'émeraude et appliquez-le sur l'œil.

J'ai des règles irrégulières

Malachite

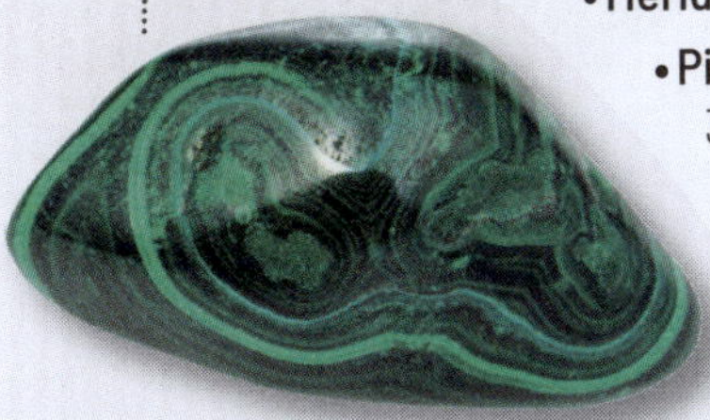

- **Composition** : carbonate de cuivre.
- **Couleur** : verte.
- **Purificiation & rechargement** : eau, soleil, amas ou géode de quartz ou d'améthyste.
- **Méridien chinois** : foie.
- **Pic d'activité** : entre 1 h et 3 h du matin*.
- **Action** : régularise les cycles. Action antispasmodique. Soulage les douleurs menstruelles.
- **Mode d'utilisation** : appliquez une malachite sur le bas-ventre jusqu'à amélioration ou prenez de l'élixir de malachite à raison de 5 gouttes 3 fois par jour en dehors des repas, ou un verre d'eau de malachite le matin au réveil.

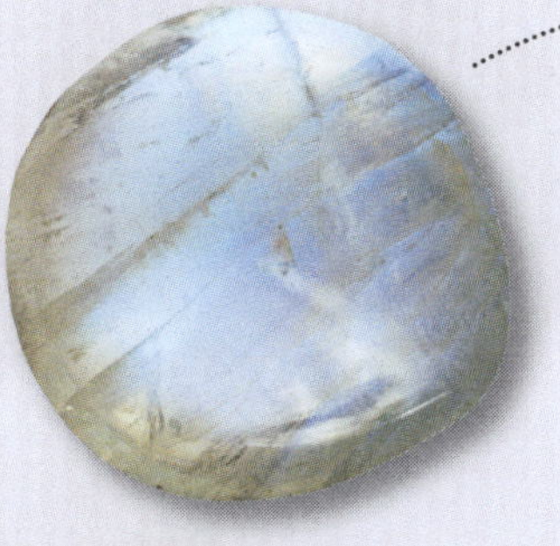

Pierre de lune (adulaire)

- **Voir « Je veux un bébé »**, page 22.

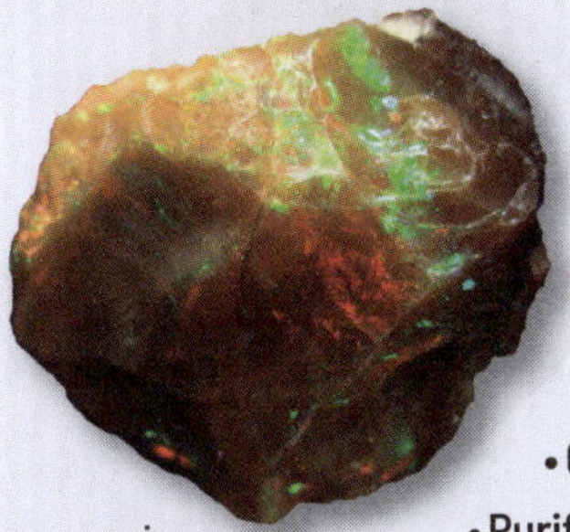

Opale de feu

- **Couleur** : rouge feu.
- **Purificiation & rechargement** : eau, lumière lunaire, amas ou géode de quartz ou d'améthyste. Pas de sel, pas de soleil !
- **Méridien chinois** : cœur.
- **Pic d'activité** : entre 11 h et 13 h*.
- **Action** : régule les cycles menstruels.
- **Mode d'utilisation** : portez une opale de feu dans votre poche et prenez-la en main le plus souvent possible ou placez-la sur le bas-ventre 10 à 15 minutes tous les jours.

*heure GMT

J'ai des règles douloureuses

Malachite

• **Voir « J'ai des règles irrégulières »**, page précédente.

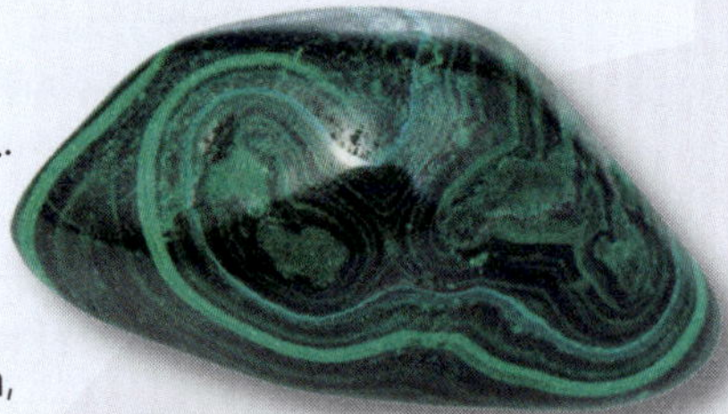

Chrysocolle

• **Composition** : hydrosilicate de cuivre, traces de magnésium, manganèse, fer, calcium, potassium et sodium.

• **Couleur** : vert.

• **Purificiation & rechargement** : eau, soleil, amas ou géode de quartz ou d'améthyste. Le chrysocolle n'a pas besoin d'être purifié souvent.

• **Méridien chinois** : foie.

• **Pic d'activité** : entre 1 h et 3 h du matin*.

• **Action** : soulage les douleurs menstruelles.

• **Mode d'utilisation** : posez-le sur le bas-ventre jusqu'à ressentir un soulagement ou portez la pierre sur vous en permanence pendant une période de 3 mois pour une action de fond.

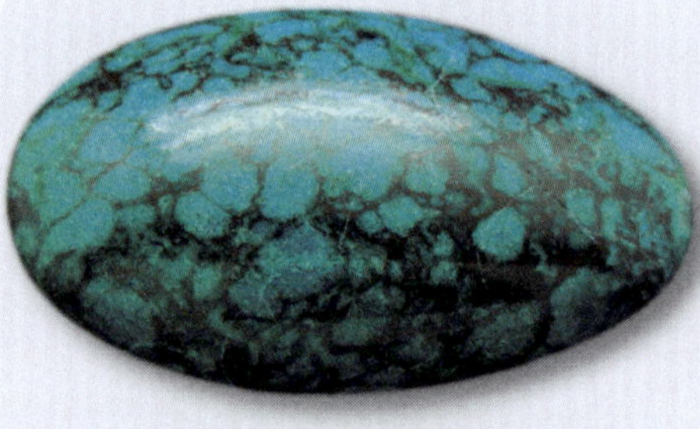

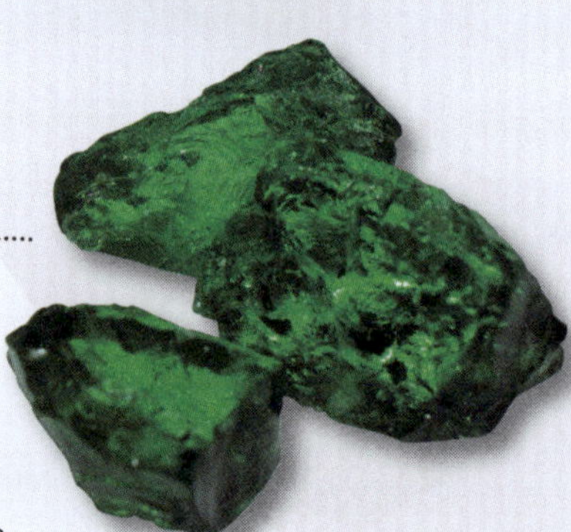

Grenat grossulaire tsavorite

• **Composition** : silicate de calcium et d'aluminium.

• **Couleur** : vert.

• **Purificiation & rechargement** : eau ou eau salée, soleil en quantité, amas ou géode de quartz ou d'améthyste. Purifications régulières nécessaires.

• **Méridien chinois** : foie.

• **Pic d'activité** : entre 1 h et 3 h du matin*.

• **Action** : antalgique, soulage les douleurs aiguës.

• **Mode d'utilisation** : gardez un beau grenat grossulaire tsavorite en poche ou posez-le sur le bas-ventre jusqu'à amélioration.

Ça me démange (prurit, eczéma...)

Soufre natif

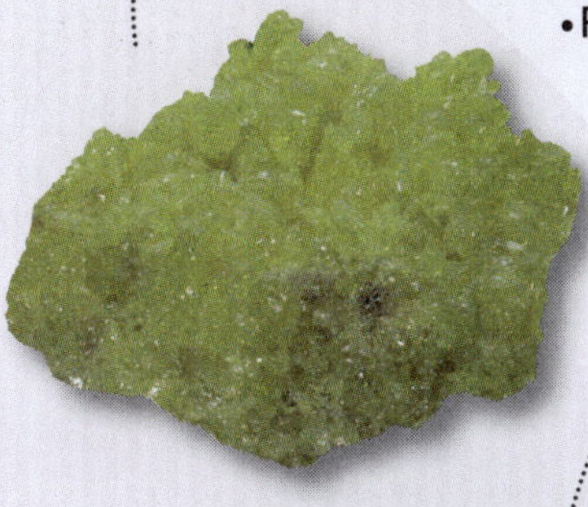

• **Composition** : soufre.

• **Couleur** : jaune.

• **Purificiation & rechargement** : eau, lumière solaire et lunaire. Pas de sel !

• **Méridien chinois** : rate.

• **Pic d'activité** : entre 9 h et 11 h du matin*.

• **Action** : purifie la peau en profondeur et élimine les toxines de l'organisme.

• **Mode d'utilisation** : portez des cristaux de soufre en poche, notamment en cas d'eczéma.

Aventurine

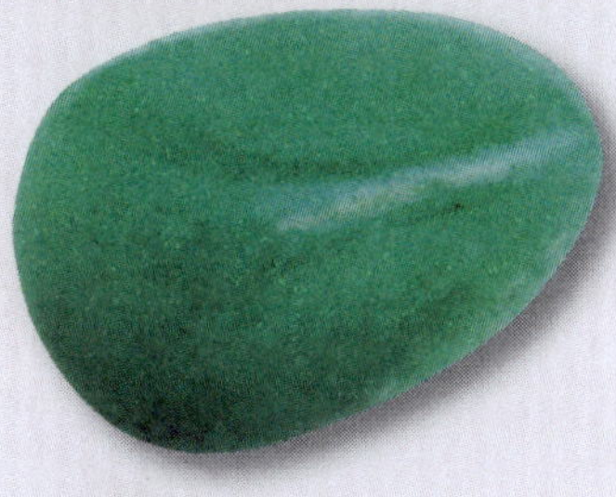

• **Composition** : dioxyde de silicium.

• **Couleur** : verte.

• **Purificiation & rechargement** : eau ou eau salée, soleil, amas ou géode de quartz ou d'améthyste.

• **Méridien chinois** : vésicule biliaire.

• **Pic d'activité** : entre 23 h et 1 h du matin*.

• **Action** : l'aventurine est indiquée dans toutes les affections cutanées.

• **Mode d'utilisation** : consommez de l'eau d'aventurine ou prenez-la sous forme d'élixir, à raison de 5 gouttes sous la langue 3 fois par jour, en dehors des repas.

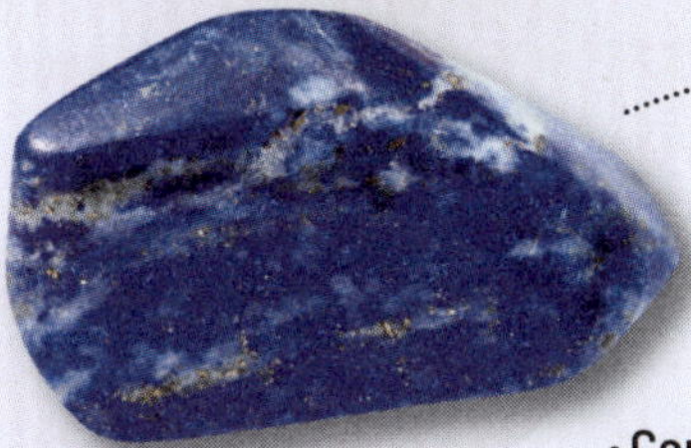

Lapis-lazuli

• **Composition** : silicium, sodium, aluminium, oxygène, soufre, calcium, fer, vitamine B...

• **Couleur** : bleu indigo.

• **Purificiation & rechargement** : amas ou géode de quartz ou d'améthyste. Jamais de sel !

• **Méridien chinois** : vessie.

• **Pic d'activité** : entre 15 h et 17 h*.

• **Action** : le lapis-lazuli est bénéfique en cas de dermatoses de toute nature.

• **Mode d'utilisation** : massez les zones atteintes avec un lapis-lazuli, buvez de l'eau de cristal ou prenez-le sous forme d'élixir, à raison de 5 gouttes sous la langue 3 fois par jour, en dehors des repas.

**heure GMT*

Je suis déprimé(e)

Amazonite

• **Composition** : aluminosilicate de potassium.

• **Couleur** : vert bleuté.

• **Purificiation & rechargement** : eau, soleil, amas ou géode de quartz ou d'améthyste. Jamais de sel ! Ne nécessite pas de purifications fréquentes. À recharger régulièrement en revanche, car c'est une pierre qui « fatigue » vite.

• **Méridien chinois** : foie.

• **Pic d'activité** : entre 1 h et 3 h du matin*.

• **Action** : apaise, régularise l'humeur. Lutte contre la tristesse, les pensées négatives et les tendances dépressives.

• **Mode d'utilisation** : à porter en pendentif au niveau du cœur, de préférence à même la peau, ou prenez de l'élixir ou de l'eau d'amazonite.

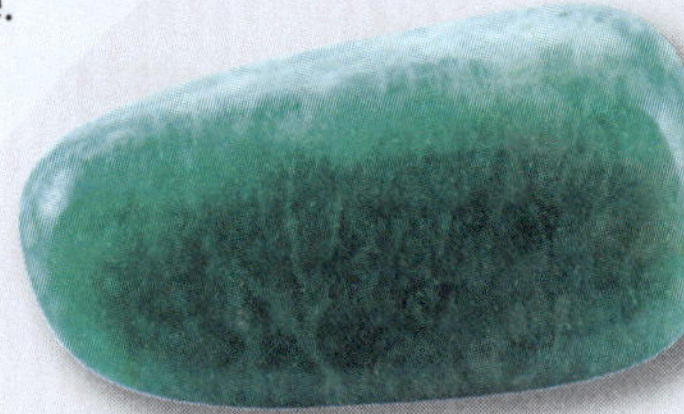

Citrine

• **Composition** : dioxyde de silicium, traces de calcium, magnésium, lithium, sodium, fer et aluminium.

• **Couleur** : jaune.

• **Purificiation & rechargement** : eau ou eau salée, beaucoup de soleil, amas ou géode de quartz ou d'améthyste.

• **Méridiens chinois** : rate et estomac.

• **Pic d'activité** : entre 7 h et 9 h du matin* pour le méridien de l'estomac, et entre 9 h et 11 h du matin* pour le méridien de la rate.

• **Action** : calme la peur, favorise joie et bonne humeur.

• **Mode d'utilisation** : prenez votre pierre en main le plus souvent possible.

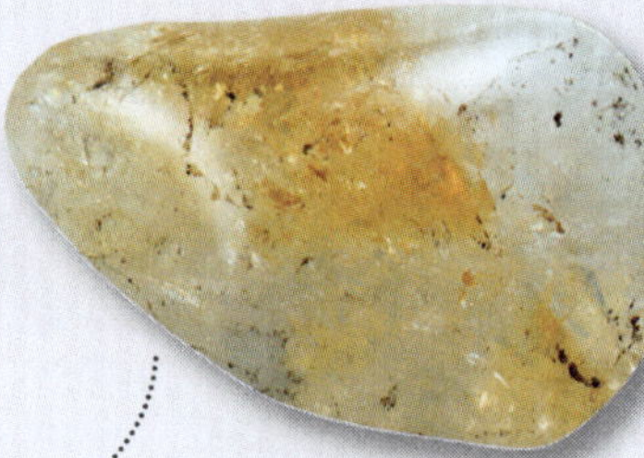

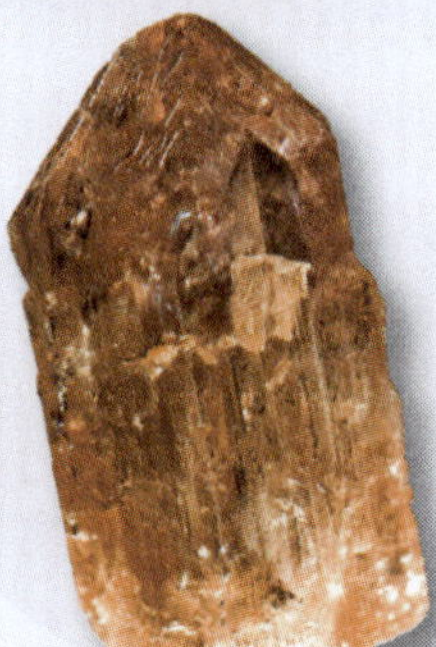

Topaze impériale

• **Composition** : fluorosilicate d'aluminium, traces de fer, de magnésium, de chrome et de titane.

• **Couleur** : jaune-orange.

• **Purificiation & rechargement** : eau ou eau salée, beaucoup de soleil, amas ou géode de quartz ou d'améthyste.

• **Méridien chinois** : estomac.

• **Pic d'activité** : entre 7 h et 9 h du matin*.

• **Action** : calme les angoisses. Elle donne du tonus et véhicule gaieté et joie.

• **Mode d'utilisation** : portez votre topaze impériale en pendentif sur la poitrine.

Lépidolite

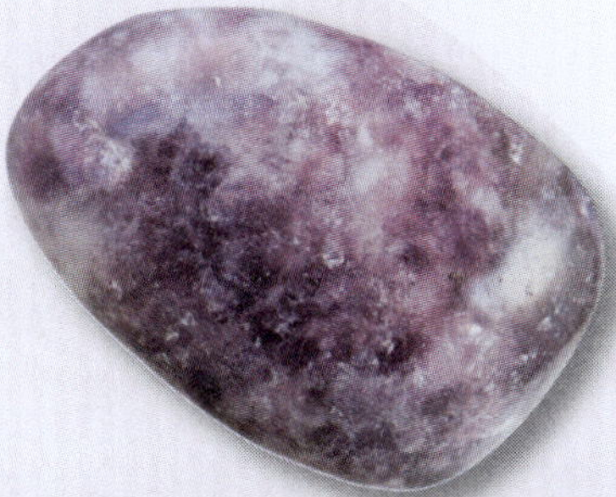

- **Composition** : fluosilicate de lithium, potassium et aluminium.
- **Couleur** : mauve pâle.
- **Purificiation & rechargement** : eau ou eau salée, soleil, amas ou géode de quartz ou d'améthyste. Jamais de sel !
- **Méridien chinois** : cœur.
- **Pic d'activité** : entre 11 h et 13 h*.
- **Action** : atténue les troubles dépressifs et l'angoisse.
- **Mode d'utilisation** : prenez la lépidolite sous forme d'élixir ou d'eau de lépidolite.

J'ai la diarrhée

Améthyste

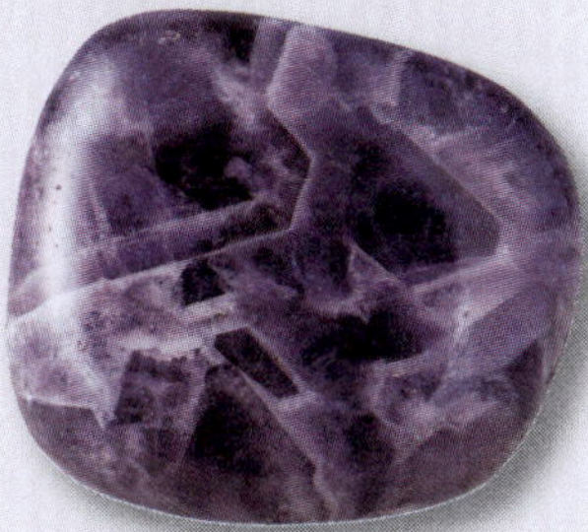

- **Composition** : dioxyde de silicium.
- **Couleur** : violette.
- **Purificiation & rechargement** : eau, obscurité, amas ou géode de quartz.
- **Méridiens chinois** : poumon et gros intestin
- **Pic d'activité** : entre 3 h et 5 h du matin* pour le poumon, et entre 5 h et 7 h du matin* pour le gros intestin.
- **Action** : elle régule le fonctionnement de l'intestin tant dans le cas de la diarrhée que de la constipation.
- **Mode d'utilisation** : appliquez la pierre sur le bas-ventre pendant 15 à 20 minutes environ. À répéter si nécessaire jusqu'à amélioration.

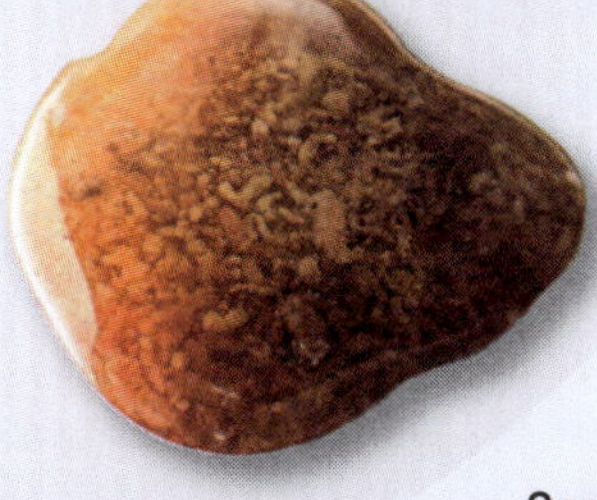

Agate mousse rose

- **Composition** : dioxyde de silicium.
- **Couleur** : rose, orange.
- **Purificiation & rechargement** : eau ou eau salée, soleil, amas ou géode de quartz ou d'améthyste.
- **Méridien chinois** : gros intestin.
- **Pic d'efficacité** : entre 5 h et 7 h du matin*.
- **Action** : régularise le transit et soulage les inflammations de l'intestin.
- **Mode d'utilisation** : à appliquer sur le bas-ventre pendant 15 à 20 minutes.

**heure GMT*

Grenat grossulaire hessonite

• **Composition** : silicate de calcium et silicate d'aluminium.

• **Couleur** : brun cannelle orangé.

• **Purificiation & rechargement** : eau ou eau salée, soleil en quantité, amas ou géode de quartz ou d'améthyste. Purifications régulières nécessaires.

• **Méridiens chinois** : rate et estomac.

• **Pic d'activité** : entre 7 h et 9 h du matin* pour le méridien de l'estomac, et entre 9 h et 11 h du matin* pour le méridien de la rate.

• **Action** : régule le transit tant en cas de diarrhée que de constipation.

• **Mode d'utilisation** : posez la pierre sur le bas-ventre pendant 15-20 minutes. À répéter si nécessaire jusqu'à amélioration.

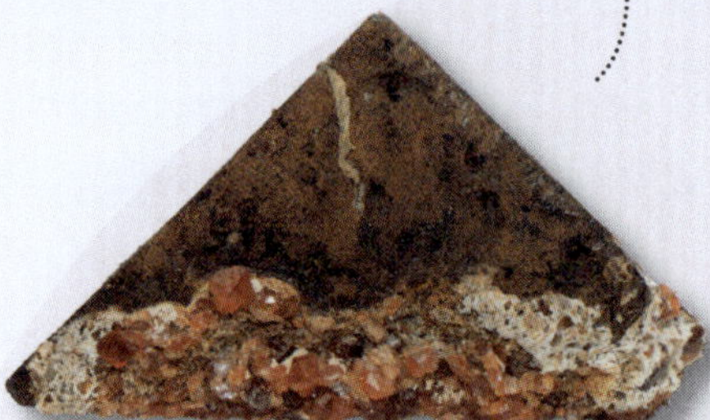

J'ai perdu ma voix

Calcédoine bleue

• **Composition** : dioxyde de silicium.

• **Couleur** : bleue.

• **Purificiation & rechargement** : eau ou eau salée, soleil, amas ou géode de quartz ou d'améthyste.

• **Méridien chinois** : poumon.

• **Pic d'activité** : entre 3 h et 5 h du matin*.

• **Action** : agit sur tout ce qui entrave la parole. Elle est donc tout indiquée en cas d'extinction de voix.

• **Mode d'utilisation** : portez une calcédoine bleue en pendentif an niveau de la gorge, sur la peau.

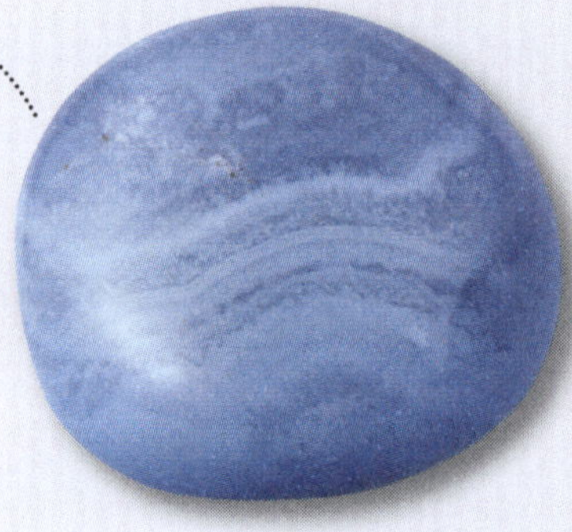

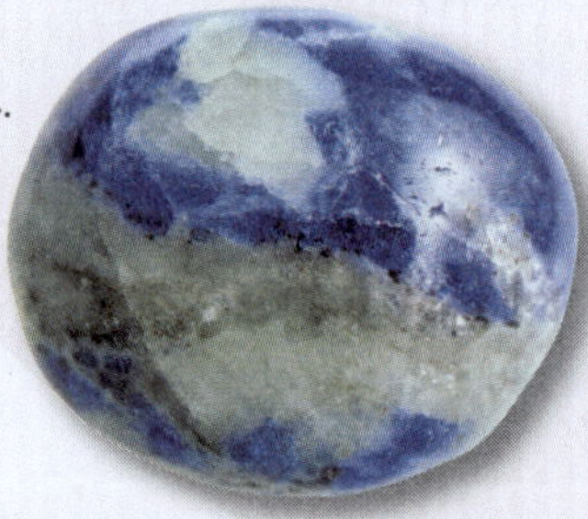

Sodalite

• **Composition** : silicate de sodium et d'aluminium, traces de manganèse, potassium, calcium, fer, soufre.

• **Couleur** : bleue.

• **Purificiation & rechargement** : eau, lumière lunaire, peu de soleil, amas ou géode de quartz ou d'améthyste.

• **Méridien chinois** : vessie.

• **Pic d'activité** : entre 15 h et 17 h*.

• **Action** : la sodalite soulage les inflammations des cordes vocales et la voie enrouée.

• **Mode d'utilisation** : portez votre pierre au niveau de la gorge, en pendentif.

Aigue-marine

- **Composition** : aluminium, béryllium, vitamines B1 et B17.
- **Couleur** : bleu clair à vert d'eau.
- **Purificiation & rechargement** : eau ou eau salée, soleil, amas ou géode de quartz ou d'améthyste.
- **Méridien chinois** : poumon.
- **Pic d'activité** : entre 3 h et 5 h du matin*.
- **Action** : elle soulage les extinctions de voix et affections des cordes vocales.
- **Mode d'utilisation** : portez votre aigue-marine en pendentif au niveau de la gorge ou posez-en une sur la gorge. Vous pouvez l'associer à la calcédoine bleue. Vous pouvez aussi prendre l'aigue-marine sous forme d'élixir.

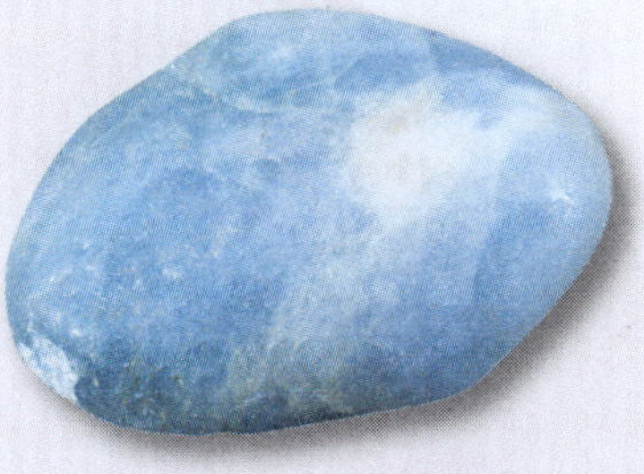

J'ai mal au dos

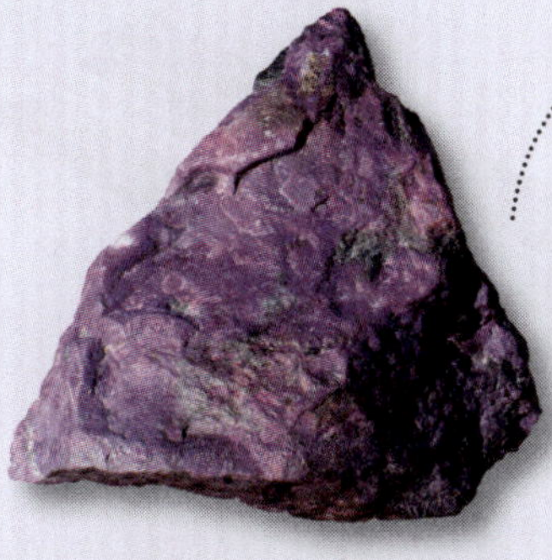

Sugilite

- **Composition** : silicate de potassium et lithium, traces de manganèse, fer et aluminium.
- **Couleur** : violette.
- **Purificiation & rechargement** : eau, lumière lunaire. Jamais de sel !
- **Méridien chinois** : vessie.
- **Pic d'efficacité** : entre 15 h et 17 h*.
- **Action** : la sugilite a une action fortement antalgique sur les douleurs aiguës.
- **Mode d'utilisation** : frottez la pierre sur la zone douloureuse jusqu'à soulagement.

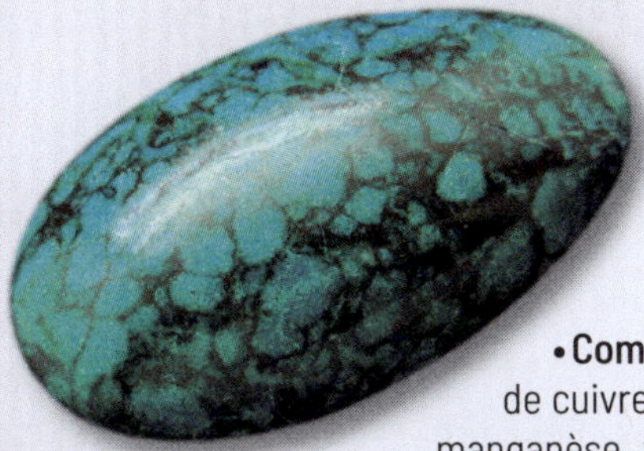

Chrysocolle

- **Composition** : hydrosilicate de cuivre, traces de magnésium, manganèse, fer, calcium, potassium et sodium.
- **Couleur** : vert.
- **Purificiation & rechargement** : eau, soleil, amas ou géode de quartz ou d'améthyste. Le chrysocolle n'a pas besoin d'être purifié souvent.
- **Méridien chinois** : foie.
- **Pic d'activité** : entre 1 h et 3 h du matin*.
- **Action** : le chrysocolle soulage les douleurs dorsales.
- **Mode d'utilisation** : placez un chrysocolle sur la zone douloureuse jusqu'à amélioration.

**heure GMT*

Magnétite (aimant naturel)

- **Composition** : oxyde de fer avec des traces de magnésium, de zinc, de manganèse, de chrome, de nickel…
- **Couleur** : noir avec reflets gris.
- **Purificiation & rechargement** : eau, soleil, enfouissement dans la terre, amas ou géode de quartz ou d'améthyste.
- **Méridien chinois** : foie.
- **Pic d'activité** : entre 1 h et 3 h du matin*.
- **Action** : la magnétite est un aimant naturel. Elle est antalgique et anti-inflammatoire.
- **Mode d'utilisation** : placez 2 magnétites sur le dos, une en haut de la colonne et l'autre en bas pendant une vingtaine de minutes.

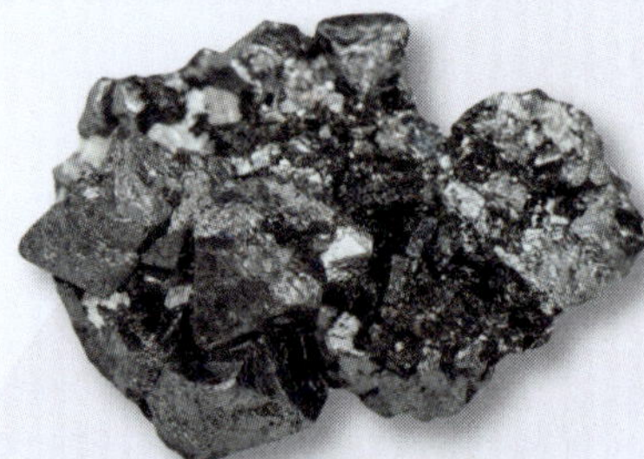

Tourmaline noire

- **Composition** : silicate complexe de bore, sodium, aluminium, fer, silicium.
- **Couleur** : noir à brun foncé.
- **Purificiation & rechargement** : eau ou eau salée, lumière lunaire, amas ou géode de quartz ou d'améthyste.
- **Méridien chinois** : rein.
- **Pic d'activité** : entre 17 h et 19 h*.
- **Action** : la tourmaline noire a une action antalgique (antidouleur) et anti-inflammatoire locale.
- **Mode d'utilisation** : appliquez une tourmaline noire sur la zone douloureuse pendant 20 minutes.

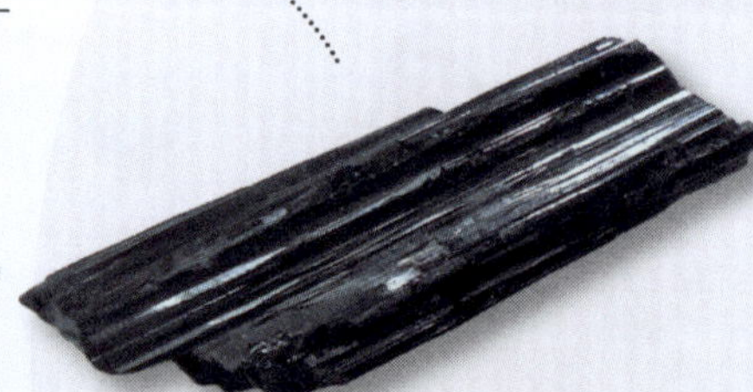

Je suis stressé(e), anxieux(se)

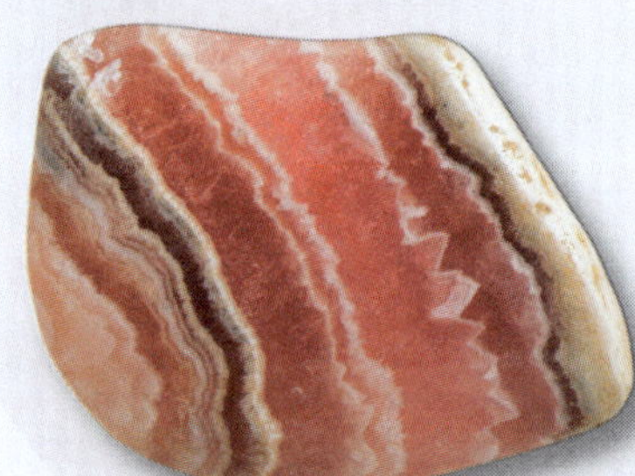

Rhodocrosite

- **Composition** : carbonate de manganèse, traces de magnésium, calcium, fer, zinc, cobalt…
- **Couleur** : rose veinée.
- **Purificiation & rechargement** : eau, soleil, amas ou géode de quartz ou d'améthyste.
- **Méridien chinois** : péricarde.
- **Pic d'activité** : entre 19 h et 21 h*.
- **Action** : apaisante, anti-stress puissant, régularise le sommeil.
- **Mode d'utilisation** : portez la pierre en pendentif au niveau du plexus solaire. Placez-la près de vous la nuit pour un sommeil serein.

Améthyste

• **Composition** : dioxyde de silicium.

• **Couleur** : violette.

• **Purificiation & rechargement** : eau, obscurité, amas ou géode de quartz.

• **Méridiens chinois** : poumon et gros intestin.

• **Pic d'activité** : entre 3 h et 5 h du matin* pour le poumon, et entre 5 h et 7 h du matin* pour le gros intestin.

• **Action** : apaise le stress et l'angoisse.

• **Mode d'utilisation** : portez votre pierre en pendentif au niveau du plexus solaire. Placez une géode d'améthyste dans la pièce. Glissez une améthyste sous l'oreiller pour un sommeil réparateur.

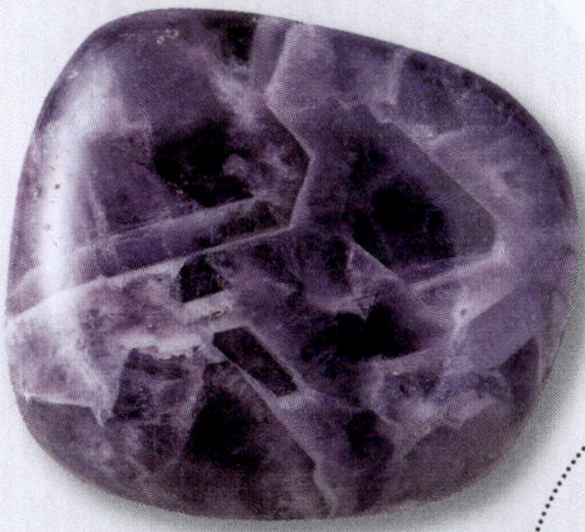

Chrysocolle

• **Composition** : hydrosilicate de cuivre, traces de magnésium, manganèse, fer, calcium, potassium et sodium.

• **Couleur** : vert.

• **Purificiation & rechargement** : eau, soleil, amas ou géode de quartz ou d'améthyste. Le chrysocolle n'a pas besoin d'être purifié souvent.

• **Méridiens chinois** : foie.

• **Pic d'activité** : entre 1 h et 3 h du matin*.

• **Action** : calme, apaise angoisse et tension nerveuse.

• **Mode d'utilisation** : prenez de l'élixir de chrysocolle ou buvez de l'eau de chrysocolle.

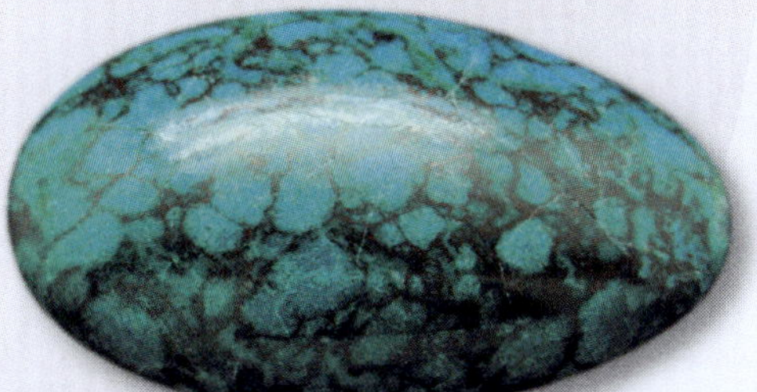

Je suis ménopausée

Rhodocrosite

• **Action** : équilibre le système hormonal, prévient l'ostéoporose, régularise le sommeil et prévient les réveils nocturnes.

• **Mode d'utilisation** : portez la pierre en pendentif au niveau du plexus solaire. Placez-la près de vous la nuit pour un sommeil serein.

**heure GMT*

Howlite

- **Composition** : borosilicate de calcium.
- **Couleur** : blanc veiné.
- **Purificiation & rechargement** : eau, soleil, amas ou géode de quartz ou d'améthyste.
- **Méridien chinois** : cœur.
- **Pic d'activité** : entre 11 h et 13 h*.
- **Action** : anti-âge, soulage les troubles de la ménopause et prévient l'ostéoporose.
- **Mode d'utilisation** : portez la howlite en pendentif. Prenez de l'élixir d'howlite ou buvez de l'eau d'howlite.

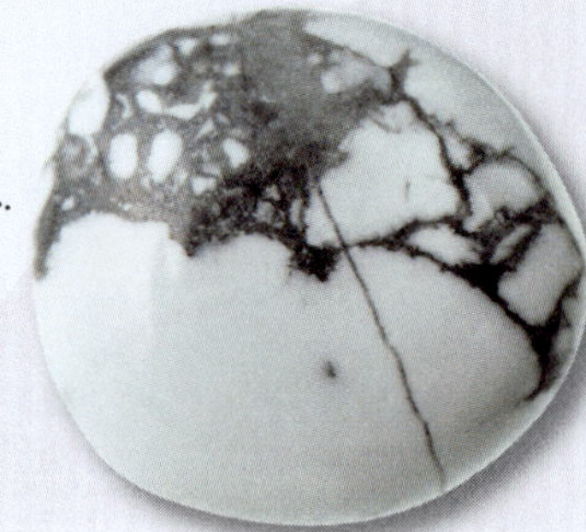

Je tousse

Fluorite (fluorine)

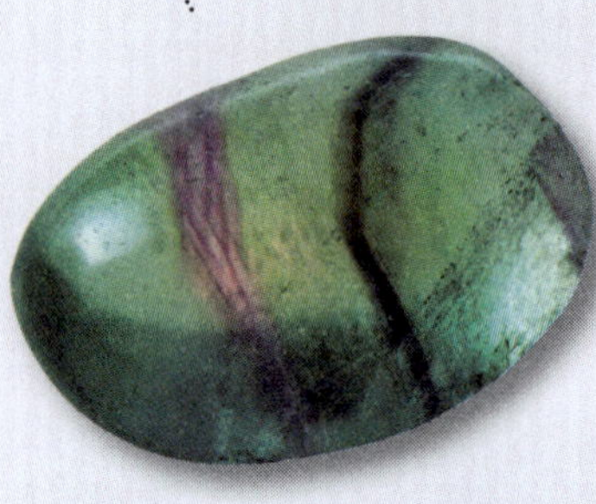

- **Composition** : fluorure de calcium, traces de silicium, de magnésium, de fer, d'aluminium...
- **Couleur** : toutes les couleurs de l'arc-en-ciel.
- **Purificiation & rechargement** : eau, soleil, amas ou géode de quartz ou d'améthyste. Jamais de sel !
- **Méridien chinois** : poumon.
- **Pic d'activité** : entre 3 h et 5 h du matin*.
- **Action** : soulage la toux sèche chronique.
- **Mode d'utilisation** : vous pouvez prendre la fluorite sous forme d'élixir et/ou la porter en pendentif au niveau des bronches, de préférence sur la peau.

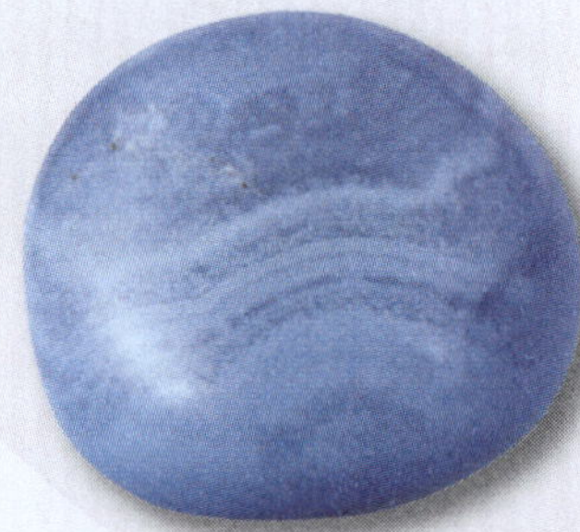

Calcédoine bleue

- **Composition** : dioxyde de silicium.
- **Couleur** : bleue.
- **Purificiation & rechargement** : eau ou eau salée, soleil, amas ou géode de quartz ou d'améthyste.
- **Méridien chinois** : poumon.
- **Pic d'activité** : entre 3 h et 5 h du matin*.
- **Action** : facilite l'expectoration et nettoie les voies respiratoires.
- **Mode d'utilisation** : portez une calcédoine bleue en pendentif au niveau de la gorge.

Quartz rutilé jaune

- **Composition** : dioxyde de silicium avec inclusion de titane.
- **Couleur** : jaune, doré.
- **Purificiation & rechargement** : eau ou eau salée, beaucoup de soleil.
- **Méridien chinois** : poumon.
- **Pic d'activité** : entre 3 h et 5 h du matin*.
- **Action** : aide en cas de toux grasse, élimine les mucosités. Il est recommandé en cas de bronchite chronique.
- **Mode d'utilisation** : prenez de l'élixir de quartz rutilé ou buvez de l'eau de gemme.

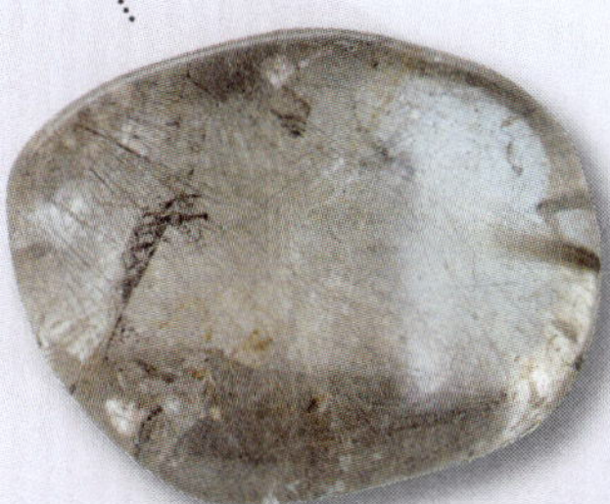

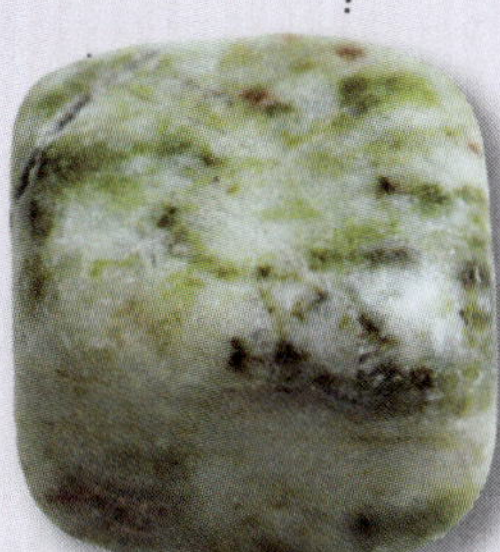

Agate mousse

- **Composition** : dioxyde de silicium.
- **Couleur** : verte.
- **Purificiation & rechargement** : eau ou eau salée, soleil, amas ou géode de quartz ou d'améthyste.
- **Méridien chinois** : poumon.
- **Pic d'activité** : entre 3 h et 5 h du matin*.
- **Action** : soulage la toux.
- **Mode d'utilisation** : portez votre pierre en pendentif au niveau des poumons.

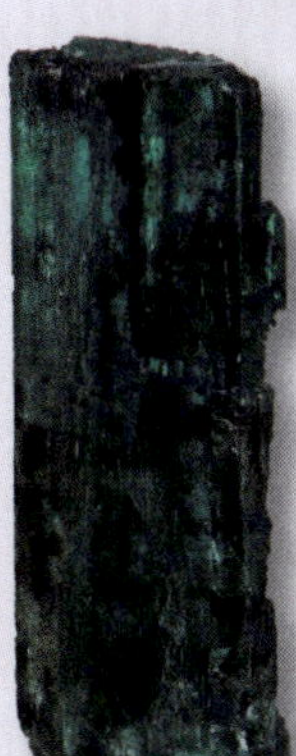

J'ai une mauvaise immunité

Émeraude

- **Composition** : silicate d'aluminium et de béryllium.
- **Couleur** : verte.
- **Purificiation & rechargement** : eau, soleil. Jamais de sel !
- **Méridien chinois** : foie.
- **Pic d'activité** : entre 1 h et 3 h du matin*.
- **Action** : fortifie le système immunitaire et aide à lutter contre les infections virales et bactériennes. Elle régule la fièvre.
- **Mode d'utilisation** : prenez l'émeraude en élixir ou buvez de l'eau d'émeraude.

**heure GMT*

Chalcopyrite

- **Composition** : minerai de cuivre et fer, traces d'argent, d'or, de sélénium...
- **Couleur** : jaune or.
- **Purificiation & rechargement** : eau, soleil, amas ou géode de quartz ou d'améthyste. Pas de sel !
- **Méridiens chinois** : rate et estomac.
- **Pic d'activité** : entre 9 h et 11 h du matin* pour le méridien de la rate, et entre 7 h et 9 h du matin* pour le méridien de l'estomac.
- **Action** : la chalcopyrite est anti-infectieuse et immunostimulante.
- **Mode d'utilisation** : prenez de l'élixir de chalcopyrite ou buvez de l'eau de gemme.

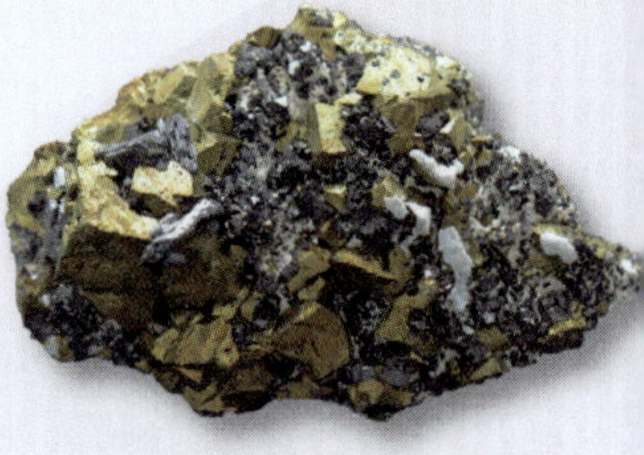

J'ai une maladie auto-immune

Aigue-marine

- **Composition** : aluminium, béryllium, vit. B1 et B17.
- **Couleur** : bleu clair à vert d'eau.
- **Purificiation & rechargement** : eau ou eau salée, soleil, amas ou géode de quartz ou d'améthyste.
- **Méridien chinois** : poumon.
- **Pic d'activité** : entre 3 h et 5 h du matin*.
- **Action** : module l'immunité en cas de maladie auto-immune ou d'allergies.
- **Mode d'utilisation** : prenez l'aigue-marine sous forme d'élixir ou d'eau de gemme.

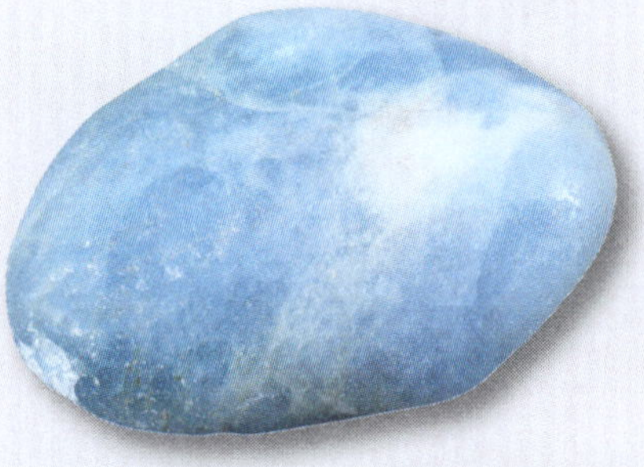

J'ai des nausées

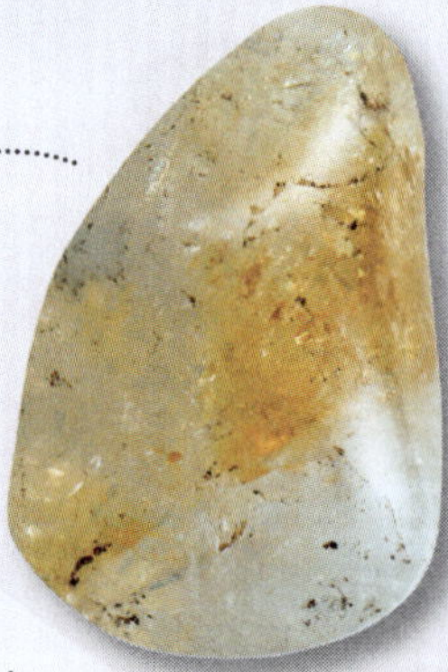

Citrine

- **Composition** : dioxyde de silicium, traces de calcium, magnésium, lithium, sodium, fer et aluminium.
- **Couleur** : jaune.
- **Purificiation & rechargement** : eau ou eau salée, beaucoup de soleil, amas ou géode de quartz ou d'améthyste.
- **Méridiens chinois** : rate et estomac.
- **Pic d'activité** : entre 7 h et 9 h du matin* pour le méridien de l'estomac, et entre 9 h et 11 h du matin* pour le méridien de la rate.
- **Action** : apaise les nausées et améliore la digestion.
- **Mode d'utilisation** : prenez la pierre en main jusqu'à ce que vous vous sentiez mieux. Prenez de l'élixir de citrine ou buvez de l'eau de gemme.

J'ai des vertiges

Galène

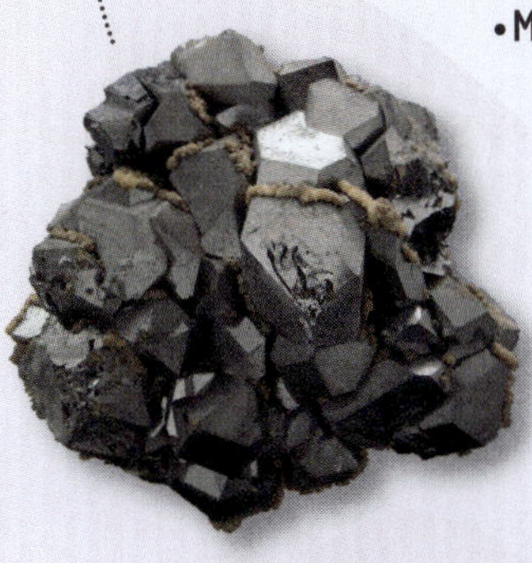

• **Composition** : sulfure de plomb, soufre, traces d'argent, de cuivre, de zinc, de fer, de sélénium, d'or…

• **Couleur** : gris métallique.

• **Purification & rechargement** : eau.

• **Méridien chinois** : vessie.

• **Pic d'activité** : entre 15 h et 17 h*.

• **Action** : la galène est recommandée en cas de vertiges, de pertes d'équilibre.

• **Mode d'utilisation** : attention, il ne faut jamais prendre de galène par voie orale ! Posez la pierre sur le front pendant une demi-heure ou portez-la en pendentif.

Lapis-lazuli

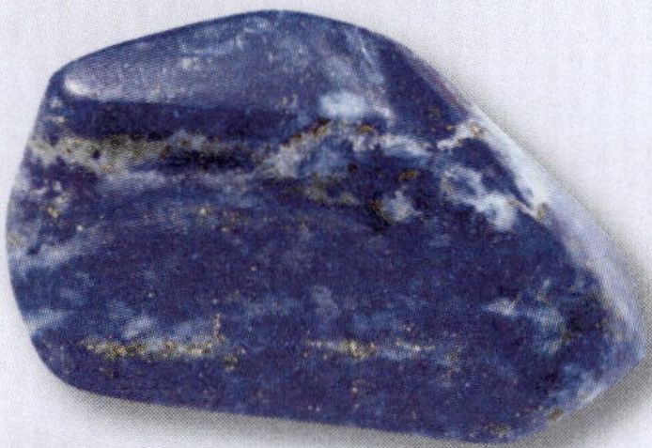

• **Composition** : silicium, sodium, aluminium, oxygène, soufre, calcium, fer, vitamine B…

• **Couleur** : bleu indigo.

• **Purification & rechargement** : amas ou géode de quartz ou d'améthyste. Jamais de sel !

• **Méridien chinois** : vessie.

• **Pic d'activité** : entre 15 h et 17 h*.

• **Action** : le lapis-lazuli atténue les vertiges et les étourdissements.

• **Mode d'utilisation** : buvez de l'eau de cristal ou prenez-le sous forme d'élixir à raison de 5 gouttes sous la langue 3 fois par jour en dehors des repas.

Ma vue baisse

Émeraude

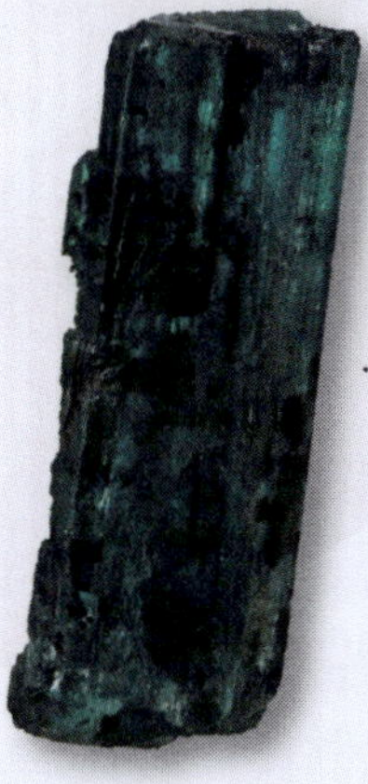

• **Composition** : silicate d'aluminium et de béryllium.

• **Couleur** : verte.

• **Purification & rechargement** : eau, soleil. Jamais de sel !

• **Méridien chinois** : foie.

• **Pic d'activité** : entre 1 h et 3 h du matin*.

• **Action** : l'émeraude améliore la vue et soulage les troubles oculaires.

• **Mode d'utilisation** : imbibez un coton d'eau d'émeraude et appliquez quotidiennement sur les yeux.

**heure GMT*

Chrysoprase

• **Composition** : dioxyde de silicium, inclusions de nickel.

• **Couleur** : verte.

• **Purificiation & rechargement** : eau ou eau salée, beaucoup de soleil, amas ou géode de quartz ou d'améthyste.

• **Méridien chinois** : foie.

• **Pic d'activité** : entre 1 h et 3 h du matin*.

• **Action** : améliore la vue et est bénéfique en cas de troubles ophtalmiques.

• **Mode d'utilisation** : portez votre pierre au niveau de la gorge. Faites des bains oculaires avec de l'eau de chrysoprase.

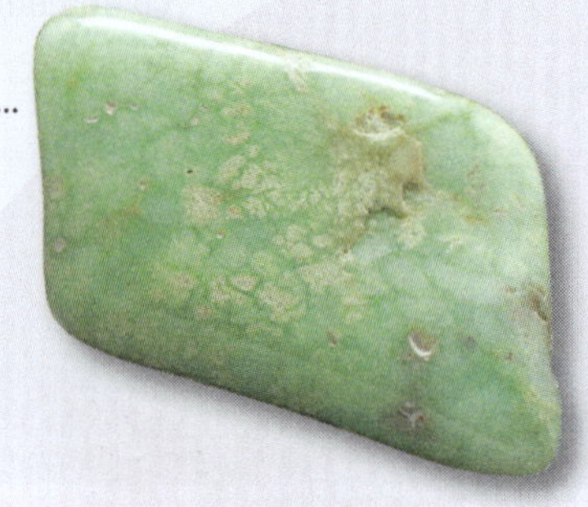

Je saigne du nez

Cornaline

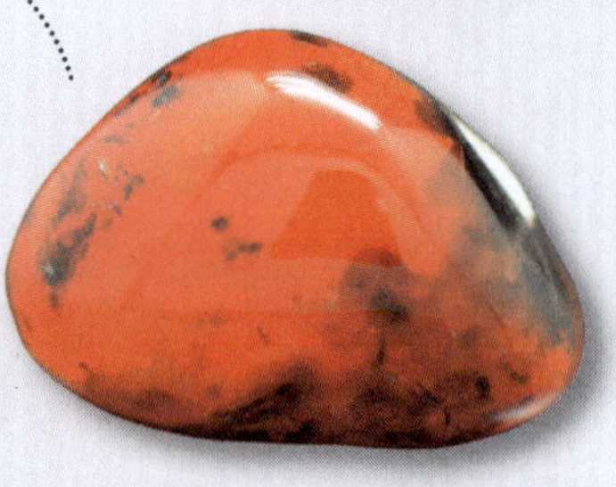

• **Composition** : dioxyde de silicium, oxyde de fer.

• **Couleur** : rouge orangé.

• **Purificiation & rechargement** : eau ou eau salée, beaucoup de soleil, amas ou géode de quartz ou d'améthyste.

• **Méridiens chinois** : intestin grêle, triple réchauffeur.

• **Pic d'activité** : entre 13 h et 15 h* pour l'intestin grêle, et entre 21 h et 23 h* pour le triple réchauffeur.

• **Action** : cicatrisante, arrête les saignements.

• **Mode d'utilisation** : posez une cornaline à la racine du nez (entre les yeux) pendant 20 minutes.

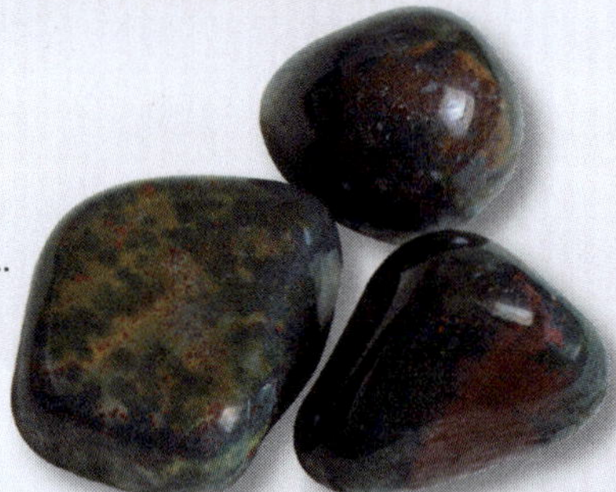

Héliotrope (jaspe sanguin)

• **Composition** : dioxyde de silicium.

• **Couleur** : vert avec taches rouge brique.

• **Purificiation & rechargement** : eau ou eau salée, soleil, amas ou géode de quartz ou d'améthyste.

• **Méridiens chinois** : vésicule biliaire, péricarde.

• **Pic d'activité** : entre 23 h et 1 h du matin* pour le méridien de la vésicule biliaire, et entre 19 h et 21 h* pour le méridien du péricarde.

• **Action** : stoppe les saignements.

• **Mode d'utilisation** : posez un jaspe sanguin à la racine du nez (entre les yeux) pendant 20 minutes.

J'ai des pellicules

Aventurine

- **Composition** : dioxyde de silicium.
- **Couleur** : verte.
- **Purificiation & rechargement** : eau ou eau salée, soleil, amas ou géode de quartz ou d'améthyste.
- **Méridien chinois** : vésicule biliaire.
- **Pic d'activité** : entre 23 h et 1 h du matin*.
- **Action** : indiquée dans toutes les affections cutanées, y compris du cuir chevelu.
- **Mode d'utilisation** : massez le cuir chevelu tous les matins avec de l'eau d'aventurine.

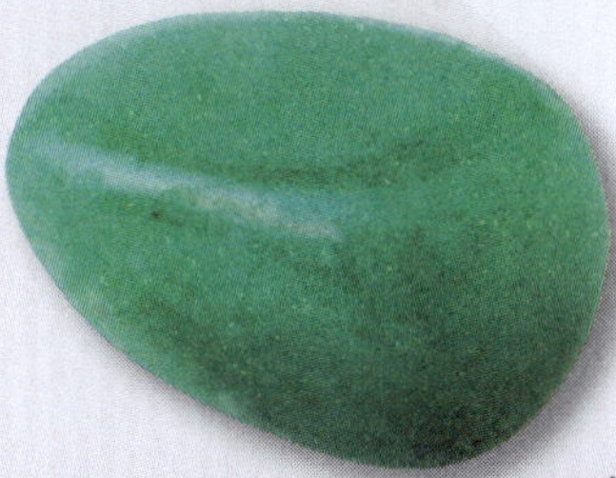

J'ai la grippe

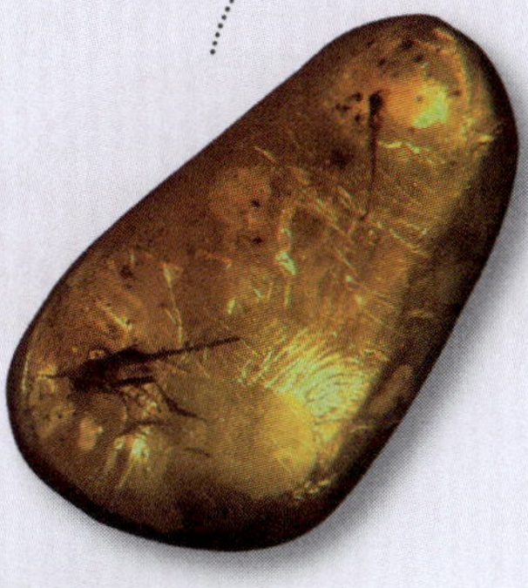

Ambre jaune

- **Composition** : résine de pin fossilisée.
- **Couleur** : jaune.
- **Purificiation & rechargement** : aucun, à part un coup de chiffon et éventuellement un passage à l'eau. L'ambre n'est pas un cristal.
- **Méridien chinois** : poumon.
- **Pic d'activité** : entre 3 h et 5 h du matin*.
- **Action** : combat les affections respiratoires hivernales et favorise la production de globules blancs.
- **Mode d'utilisation** : portez de l'ambre au niveau de la gorge. Prenez de l'élixir d'ambre ou buvez de l'eau d'ambre.

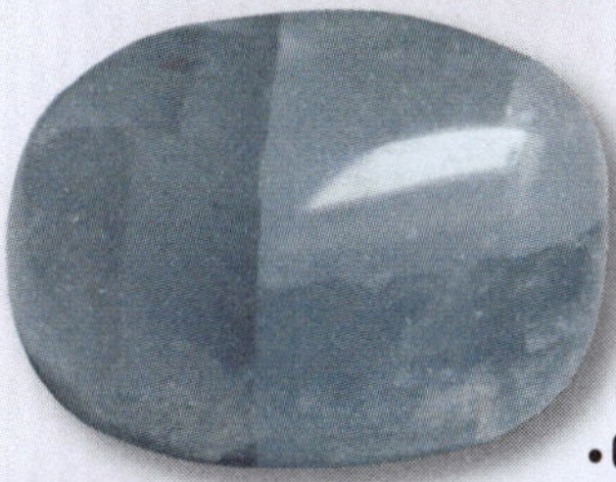

Célestine (célestite)

- **Composition** : sulfate de strontium, calcium, baryum.
- **Couleur** : bleu pâle.
- **Purificiation & rechargement** : eau, très peu de soleil, amas ou géode de quartz ou d'améthyste. Jamais de sel !
- **Méridien chinois** : rein.
- **Pic d'activité** : entre 17 h et 19 h*.
- **Action** : agit sur toute la sphère pulmonaire et respiratoire. Elle dégage le nez bouché et améliore la respiration.
- **Mode d'utilisation** : attachez une célestine sur le front avec un sparadrap pendant 30 minutes environ. Prenez de l'élixir de célestine ou buvez de l'eau de gemme.

*heure GMT

Émeraude

- **Composition** : silicate d'aluminium et de béryllium.
- **Couleur** : verte.
- **Purificiation & rechargement** : eau, soleil. Jamais de sel !
- **Méridien chinois** : foie.
- **Pic d'activité** : entre 1 h et 3 h du matin*.
- **Action** : fortifie le système immunitaire et aide à lutter contre les infections virales et bactériennes. Elle régule la fièvre.
- **Mode d'utilisation** : prenez l'émeraude en élixir ou buvez de l'eau d'émeraude.

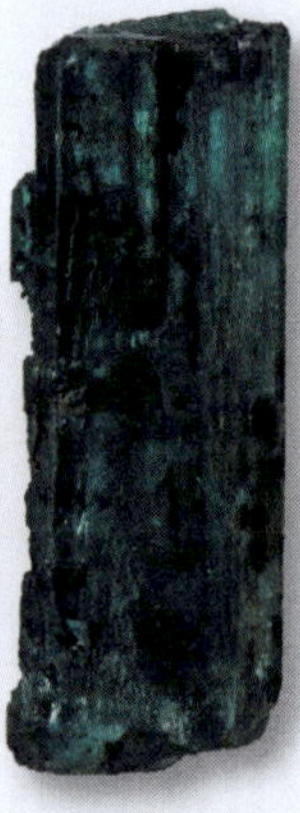

J'ai une mauvaise circulation

J'ai les jambes lourdes

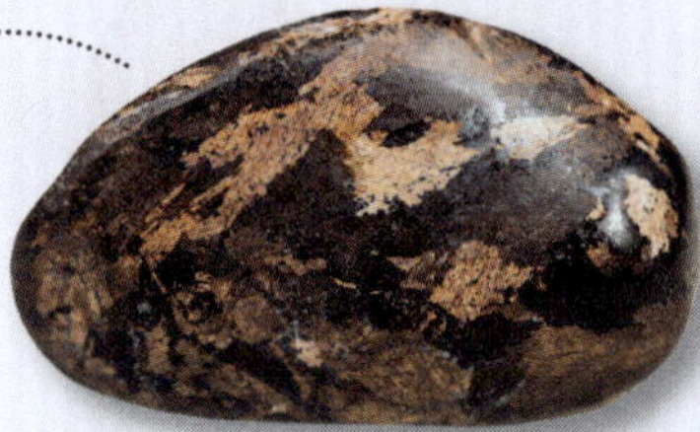

Bronzite

- **Composition** : silicate de fer et de magnésium.
- **Couleur** : bleu ou brun avec des paillettes dorées.
- **Purificiation & rechargement** : eau, soleil, amas ou géode de quartz ou d'améthyste.
- **Méridien chinois** : rein.
- **Pic d'activité** : entre 17 h et 19 h*.
- **Action** : régularise la circulation au niveau des jambes.
- **Mode d'utilisation** : prenez de l'élixir de bronzite ou buvez de l'eau de gemme.

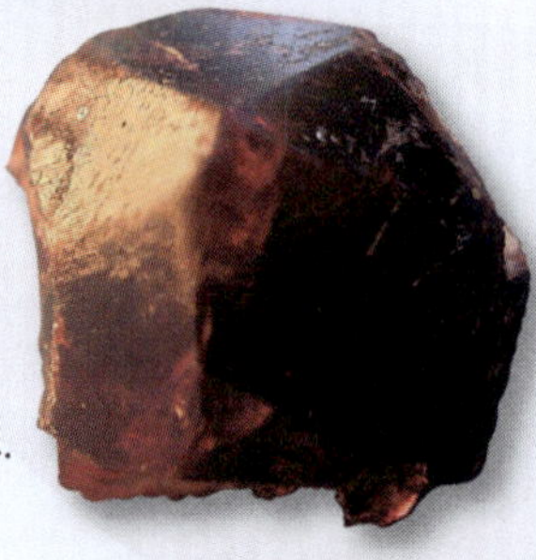

Grenat almandin

- **Composition** : silicate de fer et aluminium.
- **Couleur** : rouge.
- **Purificiation & rechargement** : eau ou eau salée, beaucoup de soleil, amas ou géode de quartz ou d'améthyste. Le grenat doit être purifié avant chaque utilisation.
- **Méridien chinois** : péricarde.
- **Pic d'activité** : entre 19 h et 21 h*.
- **Action** : combat l'insuffisance veineuse.
- **Mode d'utilisation** : prenez de l'élixir de grenat almandin ou buvez de l'eau de gemme.

Magnétite (aimant naturel)

- **Composition** : oxyde de fer avec des traces de magnésium, de zinc, de manganèse, de chrome, de nickel…
- **Couleur** : noir avec reflets gris.
- **Purificiation & rechargement** : eau, soleil, enfouissement dans la terre, amas ou géode de quartz ou d'améthyste.
- **Méridien chinois** : foie.
- **Pic d'activité** : entre 1 h et 3 h du matin*.
- **Action** : stimule la circulation sanguine.
- **Mode d'utilisation** : prenez de l'élixir de magnétite ou buvez de l'eau de magnétite.

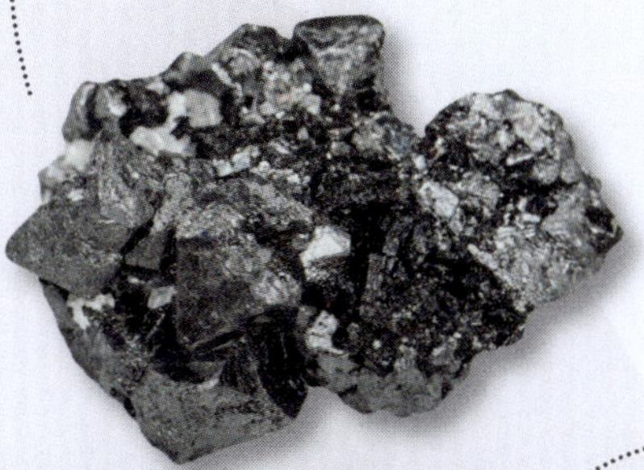

Héliotrope (jaspe sanguin)

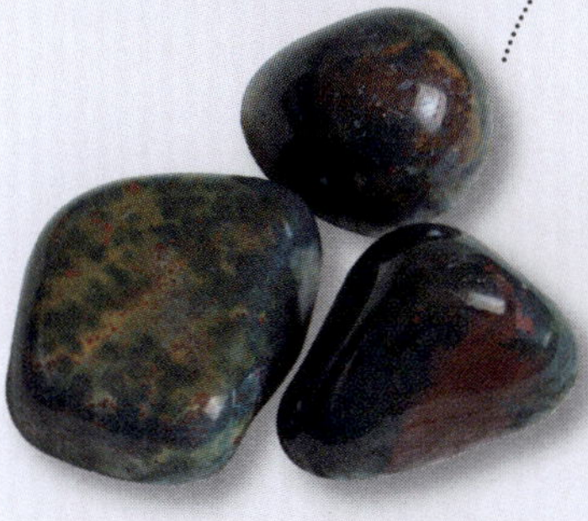

- **Composition** : dioxyde de silicium.
- **Couleur** : vert avec taches rouges.
- **Purificiation & rechargement** : eau ou eau salée, soleil, amas ou géode de quartz ou d'améthyste.
- **Méridiens chinois** : vésicule biliaire et péricarde.
- **Pic d'activité** : entre 23 h et 1 h du matin* pour le méridien de la vésicule biliaire et entre 19 h et 21 h* pour le méridien du péricarde.
- **Action** : stimule la circulation dans les jambes, prévient les varices. Favorise l'oxygénation du sang.
- **Mode d'utilisation** : portez votre pierre en pendentif au niveau du cœur, à même la peau. Prenez de l'élixir d'héliotrope ou buvez de l'eau d'héliotrope.

Ma tension est trop haute

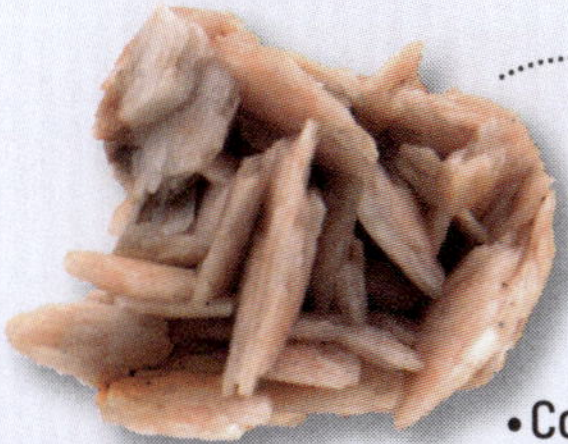

Barytine (baryte)

- **Composition** : sulfate de baryum.
- **Couleur** : jaune-brun.
- **Purificiation & rechargement** : soleil, amas ou géode de quartz ou d'améthyste.
- **Méridien chinois** : rein.
- **Pic d'activité** : entre 17 h et 19 h*.
- **Action** : indiquée en cas d'hypertension artérielle causée par une faiblesse du rein.
- **Mode d'utilisation** : posez une barytine sur la poitrine, entre les 2 seins (chakra du cœur), pendant 30 minutes, ou portez-la en pendentif au niveau du chakra du cœur. Prenez de l'élixir de barytine.

*heure GMT

Diopside

- **Composition** : silicate de calcium et de magnésium, traces de fer et d'aluminium.
- **Couleur** : vert clair à vert foncé.
- **Purificiation & rechargement** : eau ou eau salée, soleil, amas ou géode de quartz ou d'améthyste.
- **Méridiens chinois** : foie et vésicule biliaire.
- **Pic d'activité** : entre 23 h et 1 h du matin* pour la vésicule biliaire, et entre 1 h et 3 h du matin* pour le foie.
- **Action** : le diopside est un régulateur du rythme cardiaque et vasculaire.
- **Mode d'utilisation** : portez le diopside en pendentif au niveau du cœur.

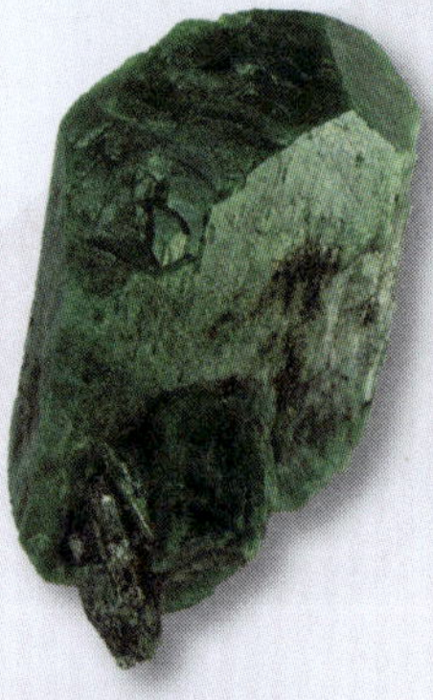

Ma tension est trop basse

Grenat almandin

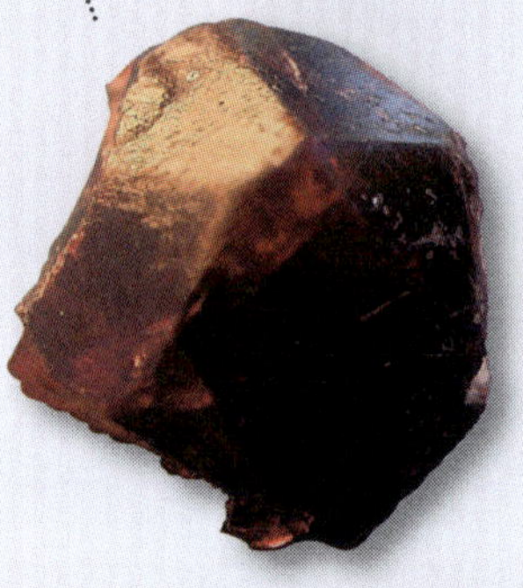

- **Composition** : silicate de fer et aluminium.
- **Couleur** : rouge.
- **Purificiation & rechargement** : eau ou eau salée, beaucoup de soleil, amas ou géode de quartz ou d'améthyste. Le grenat doit être purifié avant chaque utilisation.
- **Méridien chinois** : péricarde.
- **Pic d'activité** : entre 19 h et 21 h*.
- **Action** : régule la tension trop basse.
- **Mode d'utilisation** : portez votre grenat en pendentif au niveau du cœur.

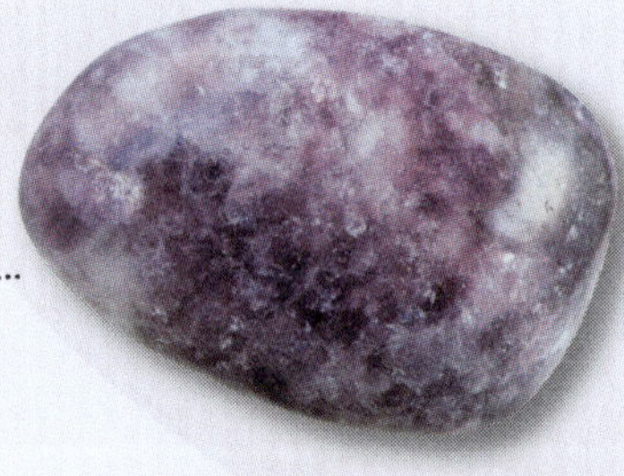

J'ai des angoisses

Lépidolite

- **Composition** : fluosilicate de lithium, potassium et aluminium.
- **Couleur** : mauve pâle.
- **Purificiation & rechargement** : eau ou eau salée, soleil, amas ou géode de quartz ou d'améthyste. Jamais de sel !
- **Méridien chinois** : cœur.
- **Pic d'activité** : entre 11 h et 13 h*.
- **Action** : elle atténue l'angoisse.
- **Mode d'utilisation** : prenez la lépidolite sous forme d'élixir ou d'eau de lépidolite et/ou portez votre pierre au niveau du cœur.

Chrysocolle

• **Voir « Je suis stressé(e) »**, page 37.

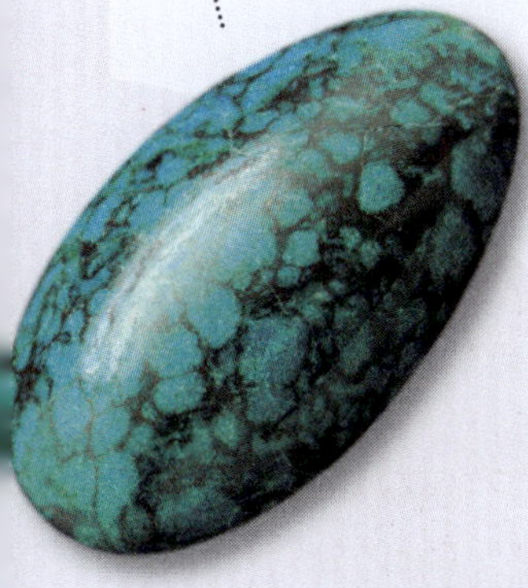

Améthyste

• **Voir « Je suis stressé(e) »**, page 37.

Je me suis brûlé(e)

Avant toute chose, passez la brûlure sous l'eau froide pendant plusieurs minutes.

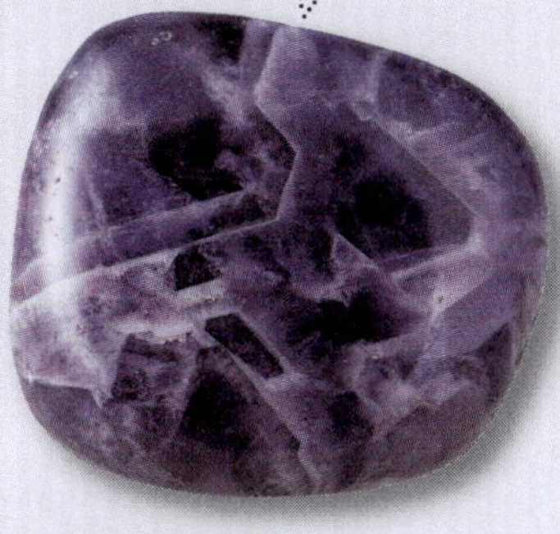

Améthyste

• **Composition** : dioxyde de silicium.

• **Couleur** : violette.

• **Purificiation & rechargement** : eau, obscurité, amas ou géode de quartz.

• **Méridiens chinois** : poumon et gros intestin.

• **Pic d'activité** : entre 3 h et 5 h du matin* pour le poumon, et entre 5 h et 7 h du matin* pour le gros intestin.

• **Action** : l'améthyste atténue la douleur et favorise la cicatrisation des brûlures.

• **Mode d'utilisation** : appliquez une compresse froide imbibée d'eau d'améthyste sur la brûlure ou attachez une améthyste sur la zone brûlée.

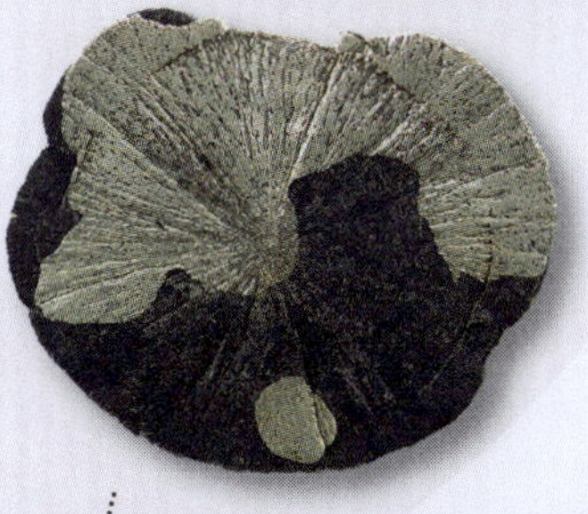

Marcassite

• **Composition** : sulfure de fer.

• **Couleur** : gris-jaune.

• **Purificiation & rechargement** : eau, beaucoup de soleil, amas ou géode de quartz ou d'améthyste. Jamais de sel !

• **Méridien chinois** : intestin grêle.

• **Pic d'activité** : entre 13 h et 15 h*.

• **Action** : aide à cicatriser les brûlures.

• **Mode d'utilisation** : appliquez la pierre sur la brûlure et maintenez-la en place. Attention, ne prenez pas la marcassite en élixir ou eau de cristal, car elle est toxique (acide sulfurique).

**heure GMT*

Quartz rose

- **Composition** : dioxyde de silicium.
- **Couleur** : rose tendre.
- **Purificiation & rechargement** : eau ou eau salée, beaucoup de soleil, amas ou géode de quartz ou d'améthyste.
- **Méridien chinois** : cœur.
- **Pic d'activité** : entre 11 h et 13 h*.
- **Action** : soulage les brûlures.
- **Mode d'utilisation** : massez la brûlure avec un quartz rose ou imbibez une compresse froide d'eau de cristal et appliquez sur la brûlure.

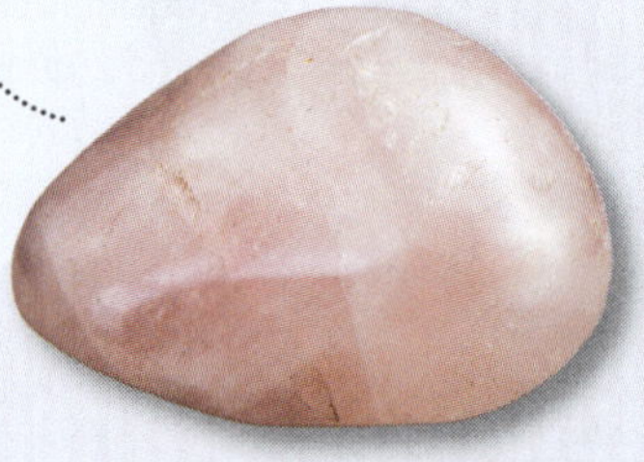

Je fais des cauchemars

Cordiérite (iolite)

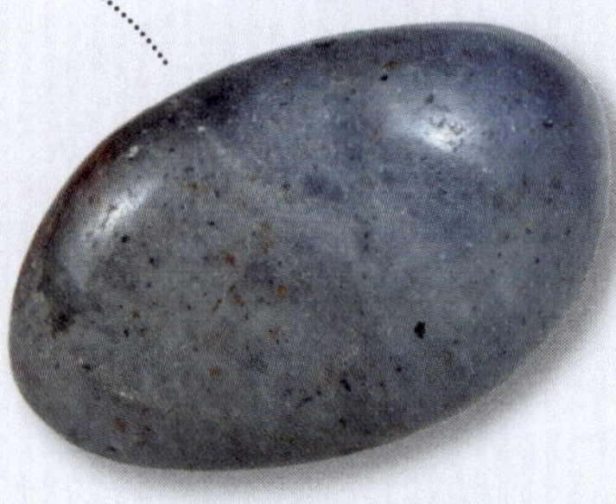

- **Composition** : silicate de magnésium et d'aluminium, fer, calcium, manganèse, sodium, potassium, titane.
- **Couleur** : violette.
- **Purificiation & rechargement** : eau ou eau salée, lumière lunaire, amas ou géode de quartz ou d'améthyste.
- **Méridien chinois** : vessie.
- **Pic d'activité** : entre 15 h et 17 h*.
- **Action** : la cordiérite régule le sommeil et aide à se débarrasser des cauchemars.
- **Mode d'utilisation** : placez une cordiérite sous l'oreiller.

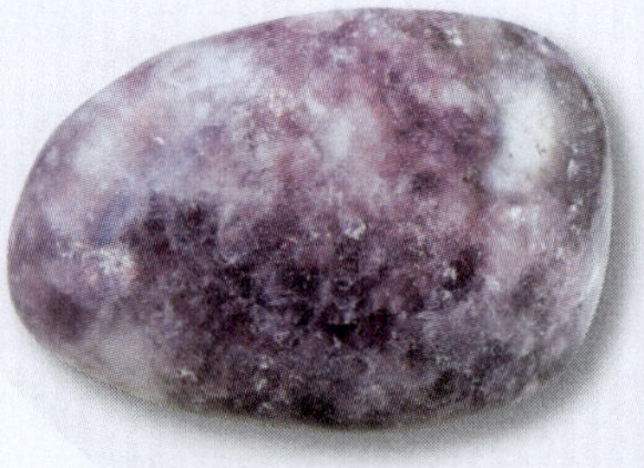

Lépidolite

- **Composition** : fluosilicate de lithium, potassium et aluminium.
- **Couleur** : mauve pâle.
- **Purificiation & rechargement** : eau ou eau salée, soleil, amas ou géode de quartz ou d'améthyste. Jamais de sel !
- **Méridien chinois** : cœur.
- **Pic d'activité** : entre 11 h et 13 h*.
- **Action** : éloigne les cauchemars.
- **Mode d'utilisation** : mettez une lépidolite sous votre oreiller ou tenez-la en main la nuit.

Je perds mes cheveux

Lapis-lazuli

- **Composition** : silicium, sodium, aluminium, oxygène, soufre, calcium, fer…
- **Couleur** : bleu indigo.
- **Purificiation & rechargement** : amas ou géode de quartz ou d'améthyste. Jamais de sel !
- **Méridien chinois** : vessie.
- **Pic d'activité** : entre 15 h et 17 h*.
- **Action** : renforce les cheveux et favorise la repousse.
- **Mode d'utilisation** : massez tous les jours votre cuir chevelu avec une eau de lapis-lazuli et prenez de l'élixir de lapislazuli ou buvez de l'eau de gemme.

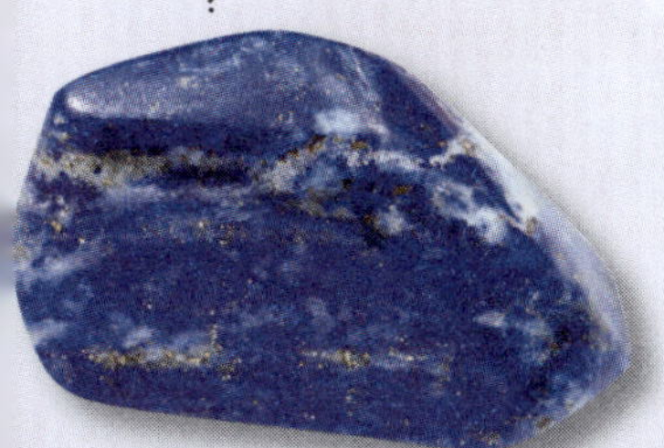

Magnésite

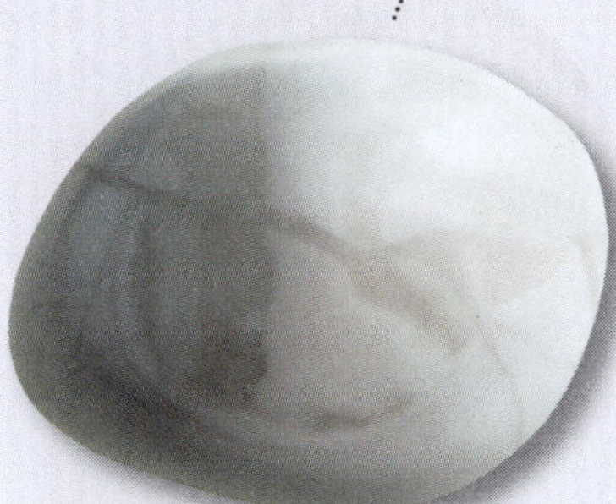

- **Composition** : carbonate de magnésium, traces de calcium, manganèse, fer, cobalt…
- **Couleur** : blanc.
- **Purificiation & rechargement** : eau, soleil, amas ou géode de quartz ou d'améthyste.
- **Méridien chinois** : vésicule biliaire.
- **Pic d'activité** : entre 23 h et 1 h du matin*.
- **Action** : renforce les cheveux, favorise la repousse.
- **Mode d'utilisation** : prenez de l'élixir de magnésite ou buvez de l'eau de gemme en cure de 3 semaines, renouvelable.

J'ai les ongles cassants

Magnésite

- **Action** : consolide les ongles.
- **Mode d'utilisation** : prenez de l'élixir de magnésite ou buvez de l'eau de gemme.

Lapis-lazuli

- **Action** : renforce les ongles.
- **Mode d'utilisation** : prenez de l'élixir de lapislazuli ou buvez de l'eau de gemme.

*heure GMT

Je manque de confiance en moi

Œil de fer (jaspe hématoïde)

- **Composition** : dioxyde de silicium et sesquioxyde de fer.
- **Couleur** : tigrée rouge, jaune-brun, gris-bleu…
- **Purificiation & rechargement** : eau ou eau salée, soleil, amas ou géode de quartz ou d'améthyste.
- **Méridien chinois** : rein.
- **Pic d'activité** : entre 17 h et 19 h*.
- **Action** : donne de l'assurance et augmente la confiance en soi.
- **Mode d'utilisation** : portez votre œil de fer au niveau du plexus solaire (sous la pointe du sternum).

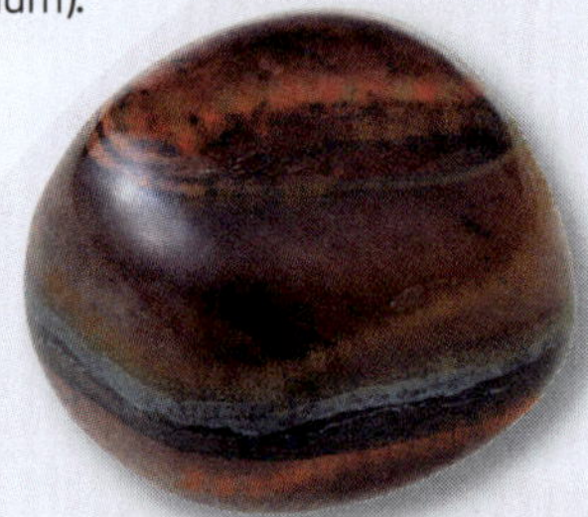

Œil de tigre

- **Composition** : dioxyde de silicium.
- **Couleur** : tigrée jaune-brun.
- **Purificiation & rechargement** : eau ou eau salée, soleil, amas ou géode de quartz ou d'améthyste.
- **Méridiens chinois** : rate et estomac.
- **Pic d'activité** : entre 9 h et 11 h du matin* pour le méridien de la rate, et entre 7 h et 9 h du matin* pour le méridien de l'estomac.
- **Action** : favorise la confiance en soi et l'indépendance.
- **Mode d'utilisation** : portez votre œil de tigre au niveau du plexus solaire (sous la pointe du sternum).

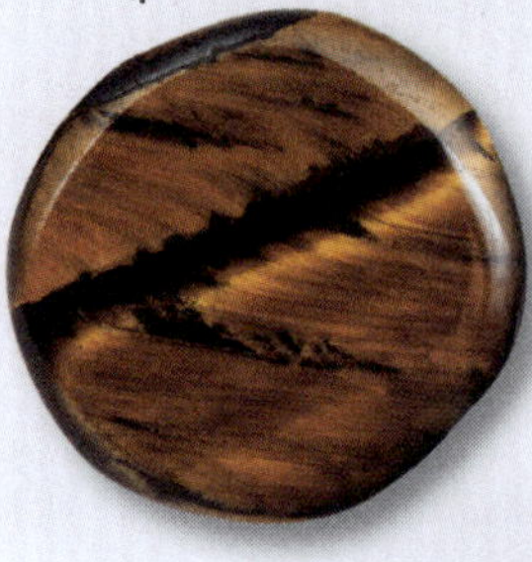

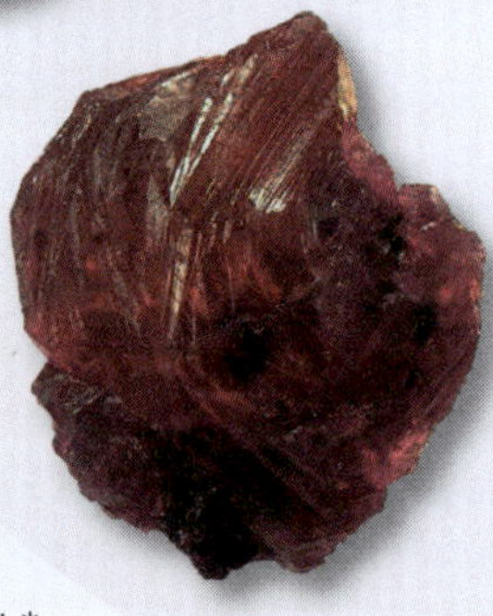

Rubis

- **Composition** : oxyde d'aluminium, oxyde de chrome.
- **Couleur** : rouge.
- **Purificiation & rechargement** : eau ou eau salée, beaucoup de soleil, amas ou géode de quartz ou d'améthyste.
- **Méridien chinois** : triple réchauffeur.
- **Pic d'activité** : entre 21 h et 23 h*.
- **Action** : aide à s'affirmer et à oser.
- **Mode d'utilisation** : portez votre rubis au niveau du cœur.

J'ai une cystite

Héliotrope (jaspe sanguin)

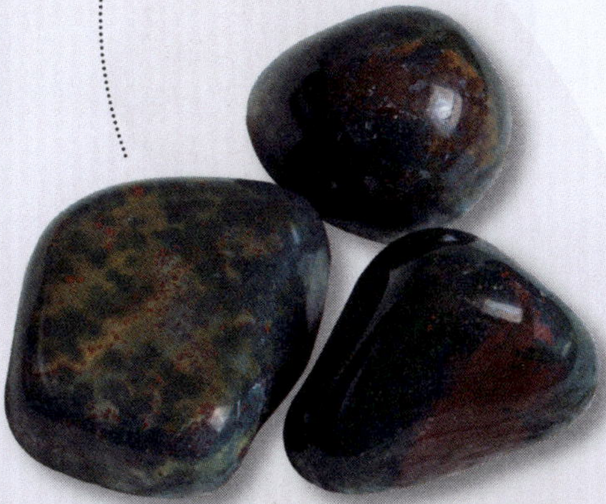

- **Composition** : dioxyde de silicium.
- **Couleur** : vert avec taches rouges.
- **Purificiation & rechargement** : eau ou eau salée, soleil, amas ou géode de quartz ou d'améthyste.
- **Méridiens chinois** : vésicule biliaire et péricarde.
- **Pic d'activité** : entre 23 h et 1 h du matin* pour le méridien de la vésicule biliaire, et entre 19 h et 21 h* pour le méridien du péricarde.
- **Action** : aide à nettoyer la vessie et à éliminer les bactéries.
- **Mode d'utilisation** : posez votre pierre sur le bas-ventre, à même la peau. Vous pouvez la maintenir en place avec un sparadrap. En cas de cystite chronique, prenez de l'élixir d'héliotrope ou buvez de l'eau d'héliotrope.

Jade néphrite (actinolite)

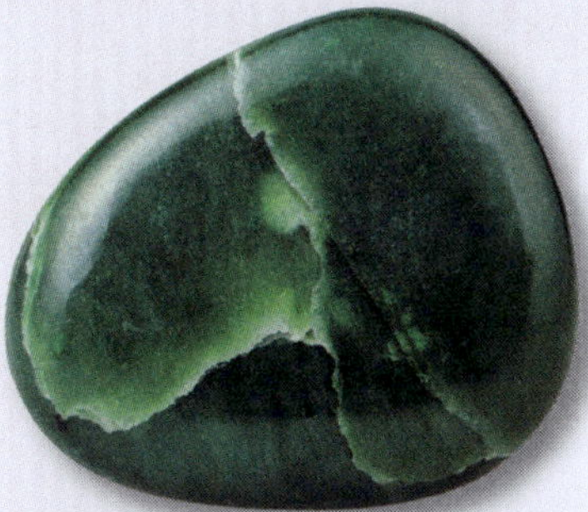

- **Composition** : silicate de calcium et silicate de magnésium.
- **Couleur** : de blanc à vert.
- **Purificiation & rechargement** : eau ou eau salée, soleil, amas ou géode de quartz ou d'améthyste.
- **Méridien chinois** : rein.
- **Pic d'activité** : entre 17 h et 19 h*.
- **Action** : soulage les cystites et les troubles urinaires.
- **Mode d'utilisation** : posez votre pierre sur le bas-ventre, à même la peau. Vous pouvez la maintenir en place avec un sparadrap. En cas de cystite chronique, prenez de l'élixir de jade néphrite ou buvez de l'eau de gemme.

*heure GMT

J'ai mal aux dents

Ambre jaune

- **Composition** : résine de pin fossilisée.
- **Couleur** : jaune.
- **Purificiation & rechargement** : aucun, à part un coup de chiffon et éventuellement un passage à l'eau. L'ambre n'est pas un cristal.
- **Méridien chinois** : poumon.
- **Pic d'activité** : entre 3 h et 5 h du matin*.
- **Action** : soulage les douleurs dentaires.
- **Mode d'utilisation** : contre les douleurs lors des poussées dentaires des bébés, mettez-leur un collier d'ambre qu'ils pourront mâchouiller à leur guise. Chez les adultes, coincez un morceau d'ambre en bouche contre la dent douloureuse jusqu'à soulagement.

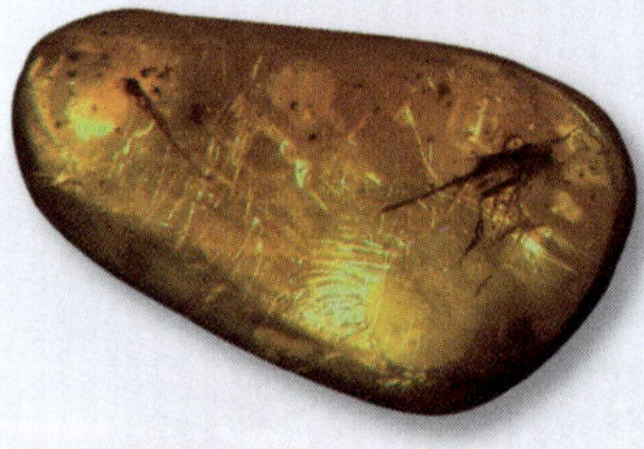

Je suis enceinte

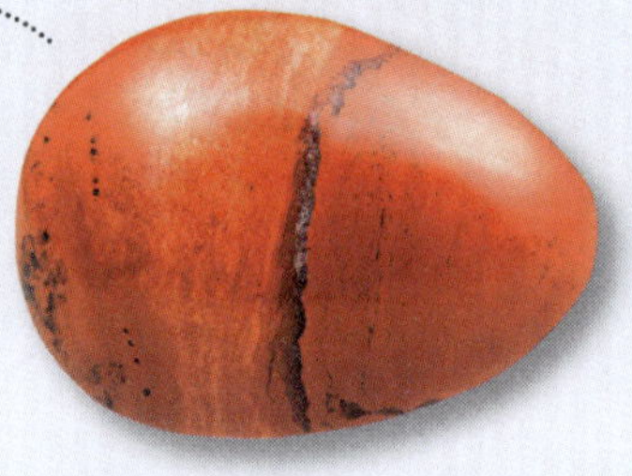

Jaspe rouge

- **Composition** : dioxyde de silicium.
- **Couleur** : rouge brique.
- **Purificiation & rechargement** : eau ou eau salée, soleil, amas ou géode de quartz ou d'améthyste.
- **Méridien chinois** : triple réchauffeur.
- **Pic d'activité** : entre 21 h et 23 h*.
- **Action** : équilibre le système hormonal, fortifie, prévient les nausées et facilite l'accouchement.
- **Mode d'utilisation** : portez une jaspe rouge en permanence sur vous pendant toute la grossesse.

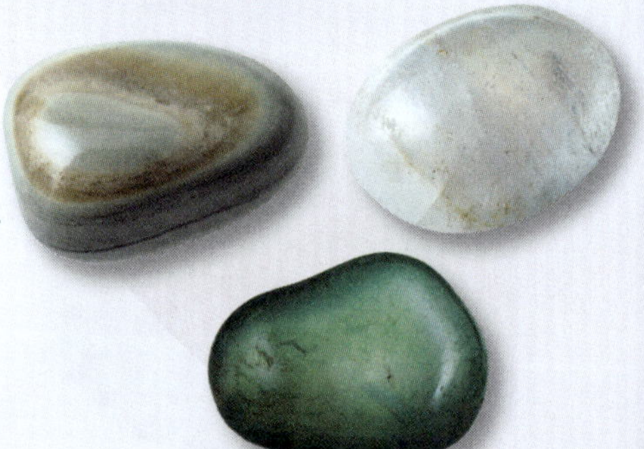

Agate

- **Composition** : dioxyde de silicium.
- **Couleur** : quasi toutes les couleurs et motifs.
- **Purificiation & rechargement** : eau ou eau salée, soleil, amas ou géode de quartz ou d'améthyste.
- **Méridien chinois** : estomac.
- **Pic d'activité** : entre 7 h et 9 h du matin*.
- **Action** : équilibre l'organisme, favorise le bon développement du fœtus, protège la santé de la mère et de l'enfant pendant la grossesse.
- **Mode d'utilisation** : portez votre agate à même la peau au niveau de l'utérus. Vous pouvez la maintenir en place avec un sparadrap.

Hématite

• **Composition** : 70 % oxyde de fer et 30 % fer, traces de manganèse, aluminium et titane.

• **Couleur** : gris métallique, brun-rouge.

• **Purificiation & rechargement** : eau ou eau salée, soleil, amas ou géode de quartz ou d'améthyste.

• **Méridien chinois** : rein.

• **Pic d'activité** : entre 17 h et 19 h*.

• **Action** : tonique général. Elle apporte du fer et renforce le sang. Elle est recommandée en cas de fatigue et de carence en fer, ce qui est souvent le cas pendant la grossesse. Elle stimule la production de globules rouges, nettoie et oxygène le sang.

• **Mode d'utilisation** : prenez l'hématite sous forme d'élixir ou d'eau d'hématite.

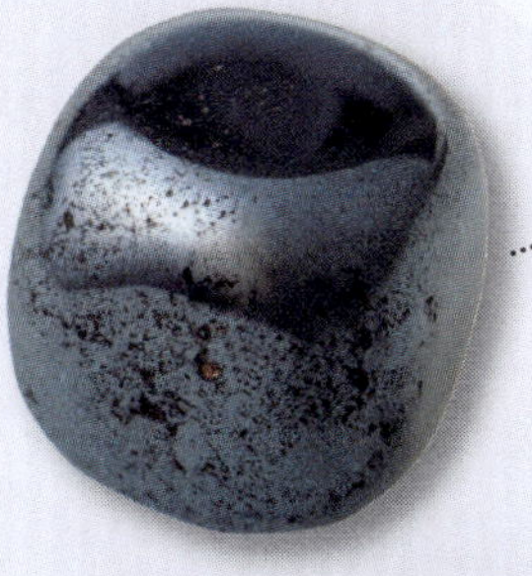

J'ai des problèmes de thyroïde

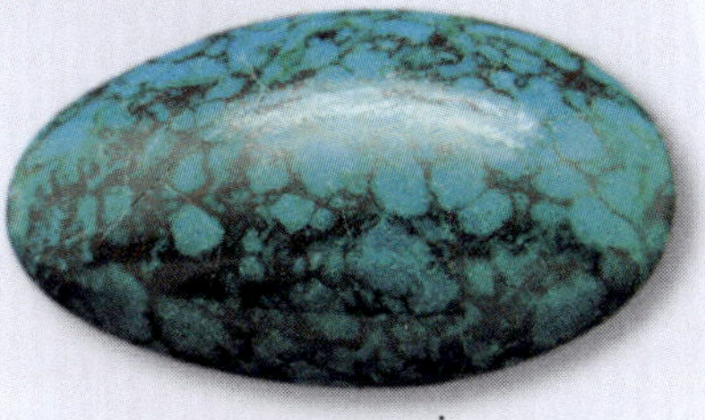

Chrysocolle

• **Composition** : hydrosilicate de cuivre, traces de magnésium, manganèse, fer, calcium, potassium, sodium.

• **Couleur** : vert.

• **Purificiation & rechargement** : eau, soleil, amas ou géode de quartz ou d'améthyste. Le chrysocolle n'a pas besoin d'être purifié souvent.

• **Méridiens chinois** : foie.

• **Pic d'activité** : entre 1 h et 3 h du matin*.

• **Action** : régule le fonctionnement de la thyroïde.

• **Mode d'utilisation** : portez un chrysocolle en pendentif au niveau de la gorge et/ou prenez de l'élixir de chrysocolle ou buvez de l'eau de cristal.

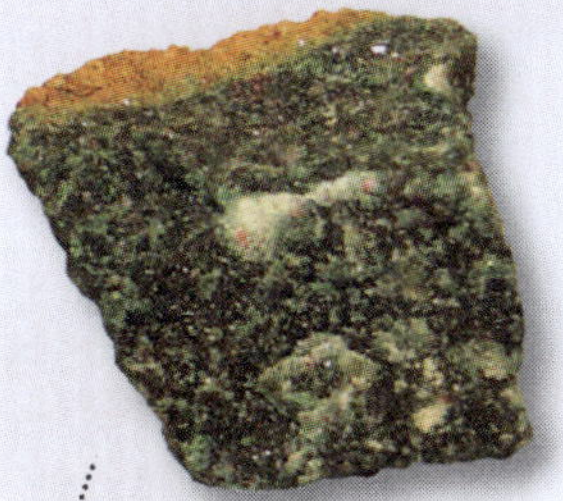

Smaragdite

• **Composition** : silicate ferro-magnésien, traces de chrome.

• **Couleur** : vert émeraude.

• **Purificiation & rechargement** : eau, soleil, amas ou géode de quartz ou d'améthyste.

• **Méridien chinois** : foie.

• **Pic d'activité** : entre 1 h et 3 h du matin*.

• **Action** : normalise le fonctionnement de la thyroïde.

• **Mode d'utilisation** : portez votre pierre en pendentif au niveau de la gorge.

**heure GMT*

Aigue-marine

- **Composition** : aluminium, béryllium, vitamines B1 et B17.
- **Couleur** : bleu clair à vert d'eau.
- **Purificiation & rechargement** : eau ou eau salée, soleil, amas ou géode de quartz ou d'améthyste.
- **Méridien chinois** : poumon.
- **Pic d'activité** : entre 3 h et 5 h du matin*.
- **Action** : régularise le fonctionnement de l'hypophyse et de la thyroïde.
- **Mode d'utilisation** : prenez l'aigue-marine sous forme d'élixir ou d'eau de gemme, ou portez en permanence votre pierre en pendentif au niveau de la gorge, à même la peau.

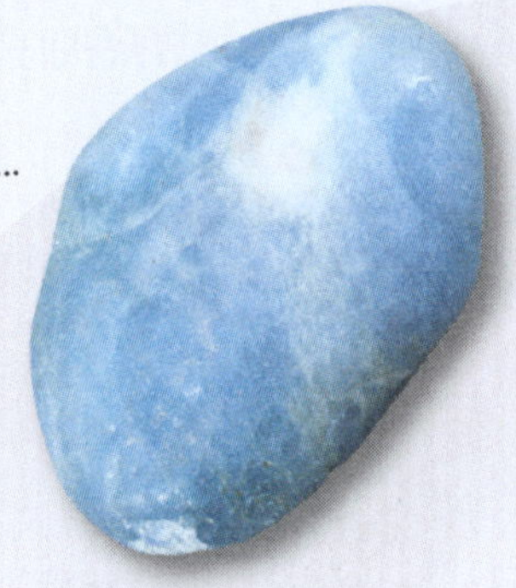

Je perds la mémoire

Apophyllite blanche

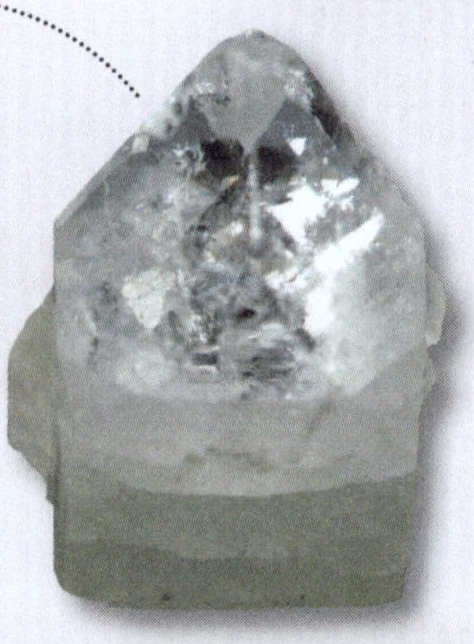

- **Composition** : hydrosilicate fluoré de calcium et de potassium.
- **Couleur** : blanche.
- **Purificiation & rechargement** : eau, soleil, amas ou géode de quartz ou d'améthyste. Jamais de sel !
- **Méridien chinois** : poumon.
- **Pic d'activité** : entre 3 h et 5 h du matin*.
- **Action** : l'apophyllite blanche améliore la mémoire et stimule les fonctions intellectuelles.
- **Mode d'utilisation** : posez votre apophyllite sur le front une demi-heure chaque jour. Vous pouvez la maintenir en place avec un sparadrap. Vous pouvez aussi prendre l'apophyllite en élixir ou eau de gemme.

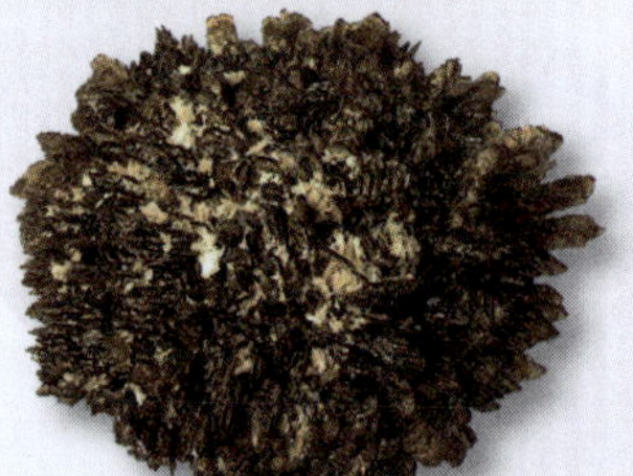

Éosphorite

- **Composition** : hydrophosphate de manganèse et d'aluminium.
- **Couleur** : brun-jaune, parfois rose.
- **Purificiation & rechargement** : eau ou eau salée, beaucoup de soleil, amas ou géode de quartz ou d'améthyste. Purifiez votre pierre après chaque utilisation.
- **Méridien chinois** : poumon.
- **Pic d'activité** : entre 3 h et 5 h du matin*.
- **Action** : améliore la mémorisation à court terme.
- **Mode d'utilisation** : posez la pierre sur le front une demi-heure par jour environ.

Tanzanite (zoïsite bleue)

- **Composition** : silicate de calcium et d'aluminium.
- **Couleur** : bleu-violet.
- **Purificiation & rechargement** : eau ou eau salée, lumière lunaire, amas ou géode de quartz ou d'améthyste.
- **Méridien chinois** : vessie.
- **Pic d'activité** : entre 15 h et 17 h*.
- **Action** : améliore la mémoire, améliore l'irrigation du cerveau et les échanges entre les neurones.
- **Mode d'utilisation** : posez la pierre sur le front une demi-heure par jour environ. Persévérez jusqu'à amélioration.

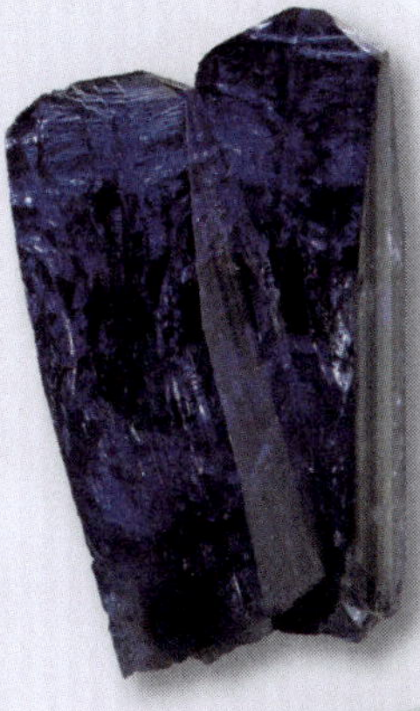

J'ai la migraine

Magnésite

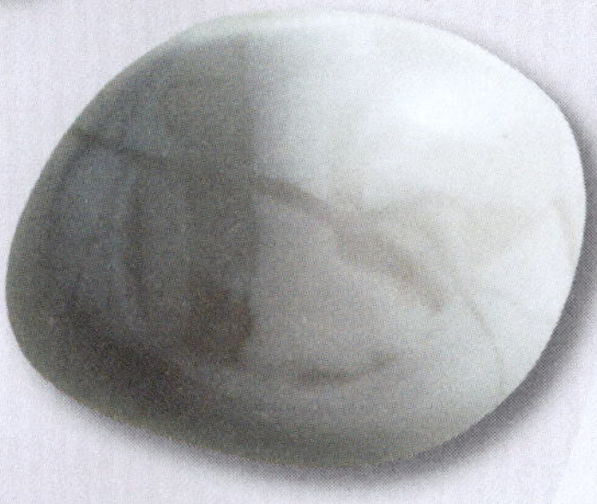

- **Composition** : carbonate de magnésium, traces de calcium, manganèse, fer, cobalt…
- **Couleur** : blanc.
- **Purificiation & rechargement** : eau, soleil, amas ou géode de quartz ou d'améthyste.
- **Méridien chinois** : vésicule biliaire.
- **Pic d'activité** : entre 23 h et 1 h du matin*.
- **Action** : soulage les migraines et les maux de tête.
- **Mode d'utilisation** : buvez de l'eau de gemme en cure.

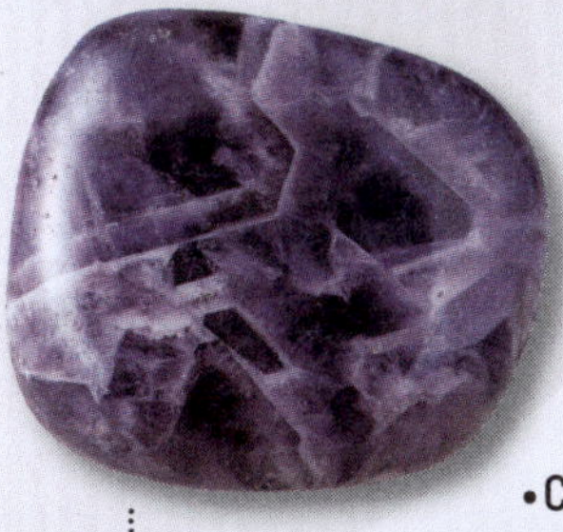

Améthyste

- **Composition** : dioxyde de silicium.
- **Couleur** : violette.
- **Purificiation & rechargement** : eau, obscurité, amas ou géode de quartz.
- **Méridiens chinois** : poumon et gros intestin.
- **Pic d'activité** : entre 3 h et 5 h du matin* pour le poumon, et entre 5 h et 7 h du matin* pour le gros intestin.
- **Action** : soulage les douleurs, notamment migraines et céphalées.
- **Mode d'utilisation** : appliquez une améthyste directement sur la zone douloureuse ou massez-la avec de l'huile d'améthyste.

**heure GMT*

Sugilite

- **Composition** : silicate de potassium et lithium, traces de manganèse, fer et aluminium.
- **Couleur** : violette.
- **Purificiation & rechargement** : eau, lumière lunaire. Jamais de sel !
- **Méridien chinois** : vessie.
- **Pic d'activité** : entre 15 h et 17 h*.
- **Action** : la sugilite a une action fortement antalgique (par contact) sur les douleurs aiguës.
- **Mode d'utilisation** : frottez la pierre sur la zone douloureuse jusqu'à soulagement.

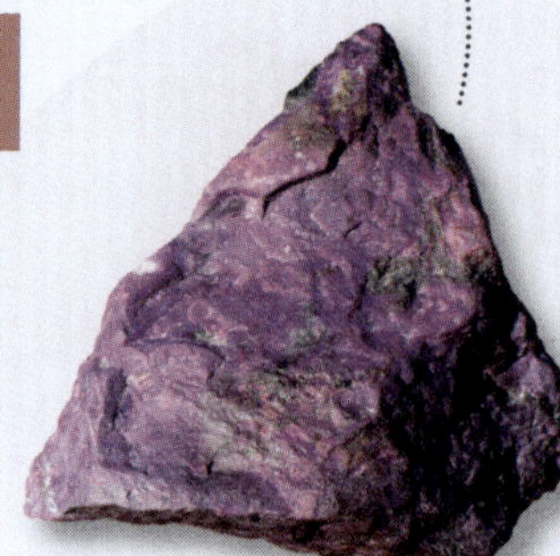

J'ai le mal des transports

Aigue-marine

- **Composition** : aluminium, béryllium, vitamines B1 et B17.
- **Couleur** : bleu clair à vert d'eau.
- **Purificiation & rechargement** : eau ou eau salée, soleil, amas ou géode de quartz ou d'améthyste.
- **Méridien chinois** : poumon.
- **Pic d'activité** : entre 3 h et 5 h du matin*.
- **Action** : l'aigue-marine prévient et soulage le mal des transports.
- **Mode d'utilisation** : pendant tout le voyage, portez en permanence votre pierre en pendentif au niveau de la gorge, à même la peau.

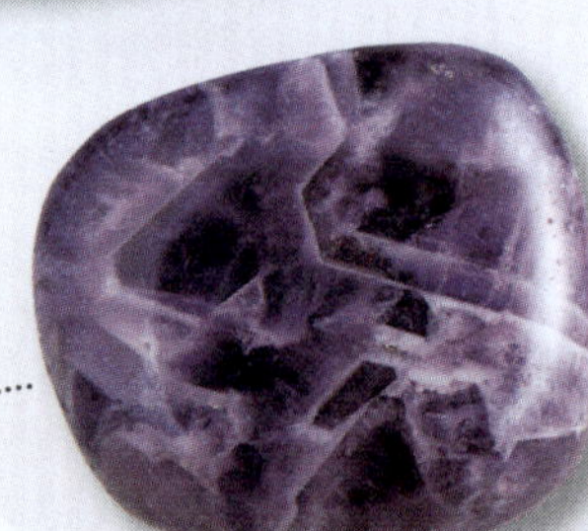

J'ai l'intestin irritable (colite)

Améthyste

- **Composition** : dioxyde de silicium.
- **Couleur** : violette.
- **Purificiation & rechargement** : eau, obscurité, amas ou géode de quartz.
- **Méridiens chinois** : poumon et gros intestin.
- **Pic d'activité** : entre 3 h et 5 h du matin* pour le poumon, et entre 5 h et 7 h du matin* pour le gros intestin.
- **Action** : soulage les douleurs en général.
- **Mode d'utilisation** : appliquez une améthyste directement sur la zone abdominale douloureuse ou massez le ventre avec de l'huile d'améthyste.

Quartz fumé

- **Composition** : dioxyde de silicium.
- **Couleur** : brun.
- **Purificiation & rechargement** : eau ou eau salée, beaucoup de soleil.
- **Méridiens chinois** : rate et estomac.
- **Pic d'activité** : entre 7 h et 9 h du matin* pour le méridien de l'estomac, et entre 9 h et 11 h du matin* pour celui de la rate.
- **Action** : diminue la douleur et soulage les crampes, particulièrement indiqué en cas de colite et de diarrhée.
- **Mode d'utilisation** : posez la pierre sur la zone douloureuse pour calmer la douleur. Pour un traitement de fond, prenez de l'élixir ou de l'eau de quartz fumé.

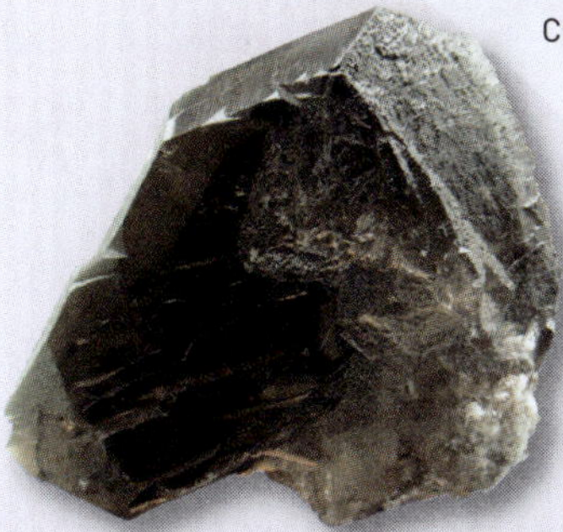

J'ai des palpitations

Diopside

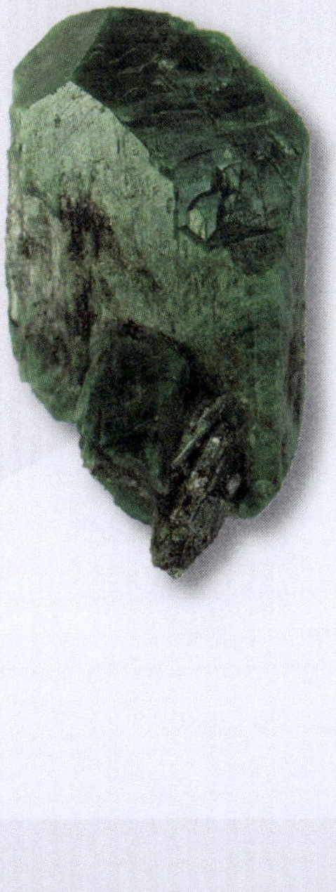

- **Composition** : silicate de calcium et de magnésium, traces de fer et d'aluminium.
- **Couleur** : vert.
- **Purificiation & rechargement** : eau ou eau salée, soleil, amas ou géode de quartz ou d'améthyste.
- **Méridiens chinois** : foie et vésicule biliaire.
- **Pic d'activité** : entre 23 h et 1 h du matin* pour la vésicule biliaire, et entre 1 h et 3 h du matin* pour le méridien du foie.
- **Action** : le diopside renforce le cœur et régule le rythme cardiaque.
- **Mode d'utilisation** : portez le diopside en pendentif au niveau du cœur, en contact avec la peau.

*heure GMT

Charoïte

• **Composition** : hydrosilicate de potassium, calcium, sodium, traces de fer, manganèse, fluor, aluminium, baryum, strontium.

• **Couleur** : mauve avec veinures blanches

• **Purificiation & rechargement** : eau, lumière lunaire, amas ou géode de quartz ou d'améthyste. Jamais de sel !

• **Méridien chinois** : gros intestin.

• **Pic d'activité** : entre 5 h et 7 h du matin*.

• **Action** : régule le muscle cardiaque, calme les nerfs et ralentit le pouls.

• **Mode d'utilisation** : portez la charoïte en pendentif au niveau du cœur, en contact avec la peau.

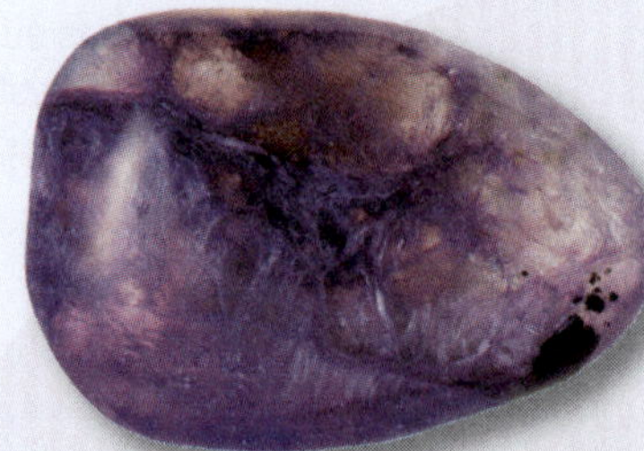

Zoïsite verte

• **Composition** : silicate de calcium et d'aluminium, traces de magnésium, de manganèse, de fer, de chrome, de strontium, de titanium et de vanadium.

• **Couleur** : verte.

• **Purificiation & rechargement** : eau ou eau salée, soleil, amas ou géode de quartz ou d'améthyste.

• **Méridien chinois** : foie.

• **Pic d'activité** : entre 1 h et 3 h du matin*.

• **Action** : régule le fonctionnement du cœur.

• **Mode d'utilisation** : portez la zoïsite verte en pendentif au niveau du cœur, en contact avec la peau.

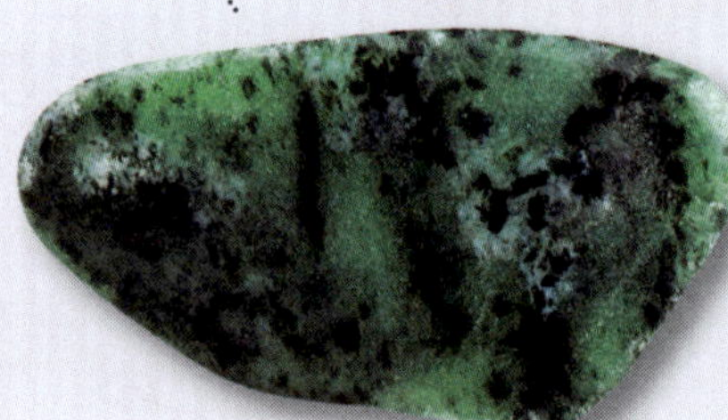

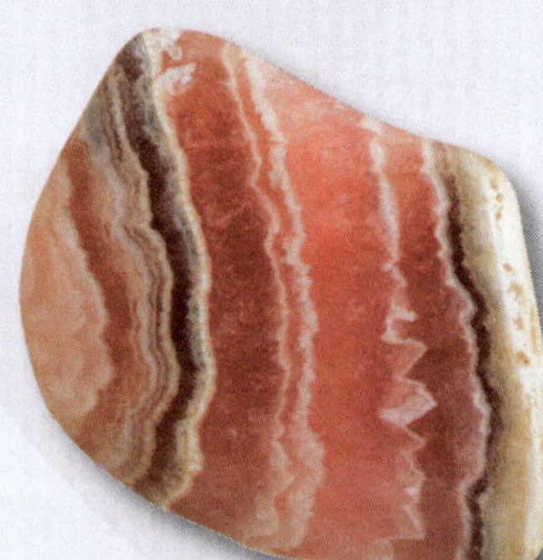

Rhodocrosite

• **Composition** : carbonate de manganèse, traces de calcium, magnésium, fer, zinc, cobalt, cadmium.

• **Couleur** : rose veinée de blanc.

• **Purificiation & rechargement** : eau, soleil, amas ou géode de quartz ou d'améthyste.

• **Méridien chinois** : péricarde.

• **Pic d'activité** : entre 19 h et 21 h*.

• **Action** : lutte contre le stress et calme les palpitations.

• **Mode d'utilisation** : portez la pierre en pendentif au niveau du plexus solaire.

J'ai de l'ostéoporose

Apatite jaune

- **Composition** : pyrophosphate de calcium, traces de fluor et chlore.
- **Couleur** : jaune.
- **Purificiation & rechargement** : eau, soleil, amas ou géode de quartz ou d'améthyste. Jamais de sel !
- **Méridiens chinois** : rate et estomac.
- **Pic d'activité** : entre 7 h et 9 h du matin* pour le méridien de l'estomac, et entre 9 h et 11 h du matin* pour celui de la rate.
- **Action** : l'apatite recalcifie, aide l'os à se reconstruire, prévient l'ostéoporose.
- **Mode d'utilisation** : prenez de l'élixir d'apatite ou buvez de l'eau de gemme.

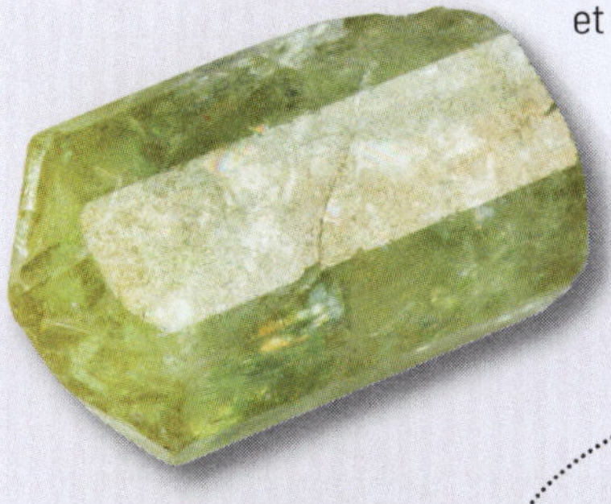

Angélite (anhydrite bleue)

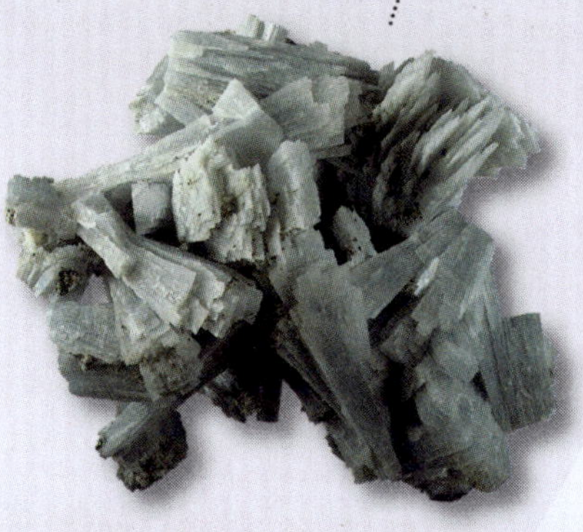

- **Composition** : sulfate naturel de calcium.
- **Couleur** : bleue.
- **Purificiation & rechargement** : eau, soleil, amas ou géode de quartz ou d'améthyste. Pas de sel !
- **Méridien chinois** : foie.
- **Pic d'activité** : entre 1 h et 3 h du matin*.
- **Action** : renforce les os et prévient l'ostéoporose.
- **Mode d'utilisation** : portez l'angélite en pendentif à même la peau, au niveau de la gorge.

Rhodocrosite

- **Composition** : carbonate de manganèse, traces de calcium, magnésium, fer, zinc, cobalt, cadmium.
- **Couleur** : rose veinée de blanc.
- **Purificiation & rechargement** : eau, soleil, amas ou géode de quartz ou d'améthyste.
- **Méridien chinois** : péricarde.
- **Pic d'activité** : entre 19 h et 21 h*.
- **Action** : renforce les os et prévient l'ostéoporose.
- **Mode d'utilisation** : portez la pierre en pendentif au niveau du plexus solaire.

*heure GMT

Mes pierres préférées, mes pierres pour ma santé, leur action, leur provenance, la date d'utilisation pour me soigner…

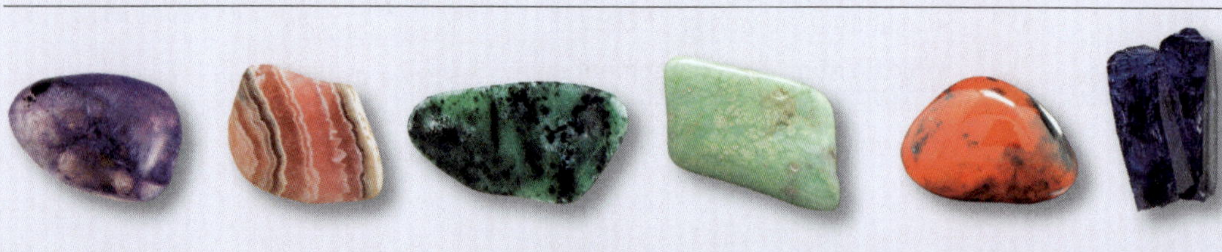

Bibliographie

Les autres livres de Murielle Toussaint sont aux éditions Mosaïque-Santé :

- *Mon manuel de lithothérapie, le pouvoir des pierres et des cristaux.*
- *Mon cahier de lithothérapie locale, se soigner avec les pierres de chez nous.*
- *Mon cahier de lithothérapie pour les enfants.*
- *Mon manuel de réflexologie plantaire, les bienfaits des zones réflexes.*
- *Mon cahier des points qui guérissent, manuel d'acupression.*
- *Mon cahier de réflexologie plantaire, se soigner par les pieds.*
- *Mon cahier de réflexologie faciale, les points du Dien Chan pour soulager les maux du quotidien.*
- *Les points qui guérissent, acupression, réflexologie plantaire & réflexologie faciale.*

Pour aller plus loin et se documenter sur la lithothérapie :

- *Stone medicine. A chinese medical guide to healing with gems and minerals*, Leslie J. Franks, éditions Healing Art Press.
- *Dictionnaire thérapeutique des minéraux et cristaux*, Louis Adamant, éditions Ambre.
- *Les pierres qui guérissent en fonction de l'horloge biologique*, Michael Gienger et Wolfgang Maier, éditions Véga.
- *L'influence des couleurs en lithothérapie*, Reynald Georges Boschiero, éditions Dangles.
- *Élixirs de cristaux*, Michel Dogna, éditions Guy Trédaniel.
- *Les élixirs de cristaux*, Parima Danielle Tonossi, éditions Recto verseau.
- *Guide des élixirs de cristaux*, Ange-Jacques Séno et Sylvie Crochet, éditions Ambre.
- *Ces Pierres qui guérissent*, Philippe Permutt, éditions Le Courrier du Livre.
- *Cristaux et santé*, Daniel Briez, éditions Trajectoire.
- *Propriétés énergétiques des pierres et cristaux : se soigner*, tome 2, J. M. Garnier, éditions ACV.
- *Guide pratique des pierres de soins : propriétés*, tome 2, Reynald Georges Boschiero, éditions Vivez Soleil.
- *Manuel de lithothérapie*, Michael Gienger, éditions Véga.

Index des pierres

Agate 52
Agate mousse 39
Agate mousse rose 33
Aigue-marine 12, 35, 40, 54, 56
Amazonite 32
Ambre jaune 10, 16, 25, 43, 52
Améthyste 15, 26, 33, 37, 47, 55, 56
Angélite (anhydrite bleue) 59
Apatite jaune 59
Apatite verte 14
Apophyllite blanche 54
Apophyllite verte 11
Aventurine 10, 26, 31, 43
Azurite 24
Barytine (baryte) 45
Bronzite 44
Calcédoine bleue 12, 24, 34, 38
Célestine (célestite) 17, 43
Chalcopyrite 28, 40
Charoïte 58
Chrysocolle 30, 35, 37, 47, 53
Chrysoprase 42
Citrine 19, 32, 40
Cordiérite (iolite) 16, 48
Cornaline 22, 42
Diopside 46, 57
Émeraude 17, 28, 39, 41, 44
Eosphorite 54
Fluorite (fluorine) 38
Galène 41
Grenat almandin 44, 46
Grenat grossulaire hessonite 34
Grenat grossulaire tsavorite 30
Héliotrope (jaspe sanguin) 42, 45, 51
Hématite 13, 53
Howlite 38
Hypersthène 20
Jade néphrite (actinolite) 51
Jaspe jaune 18, 24
Jaspe rouge 23, 52
Lapis-lazuli 11, 26, 31, 41, 49
Lépidolite 33, 46, 48
Magnésite 49, 55
Magnétite 27, 36, 45
Malachite 14, 15, 23, 27, 29, 30
Marcassite 47
Obsidienne 14
Œil de fer (jaspe hématoïde) 50
Œil de tigre 11, 19, 50
Opale de feu 13, 21, 23, 29
Or natif 28
Péridot 20
Pierre de lune 22, 29
Purpurite 22
Pyrite de fer 13, 21
Quartz fumé 57
Quartz rose 48
Quartz rutilé jaune 39
Rhodocrosite 36, 37, 58, 59
Rhodonite 16
Rubis 21, 50
Saphir bleu pâle 18
Scapolite jaune 19, 20
Smaragdite 53
Sodalite 34
Soufre natif 10, 31
Sugilite 35, 56
Tanzanite (zoïsite bleue) 55
Topaze impériale 21, 32
Tourmaline noire 18, 36
Tourmaline verte 25
Turquoise 15
Zoïsite verte 58

Index des affections

Acné 10
Affections cutanées 31
Anémie 13
Angoisse 46
Anxiété 36
Aphonie 34
Articulations (mal aux -) 14
Asthme 10
Bébé (envie d'un -) 22
Bégaiement 24
Brûlure 47
Brûlures d'estomac 20
Cauchemar 48
Cheveux (perdre ses -) 49
Circulation (mauvaise -) 44
Colite 56
Confiance en soi
(manque de -) 50
Conjonctivite 28
Constipation 25
Coup de soleil 26
Crampes 27
Cystite 51
Démangeaisons 31
Dents (mal de -) 52
Déprime 32
Diarrhée 33
Digestion (problèmes de -) 18
Dormir (mal -) 15
Dos (mal de -) 35
Eczéma 31
Épistaxis 42
Fatigue 21
Foie paresseux 23
Gorge (mal de -) 12
Grippe 43
Grossesse 52
Hypertension 45
Hypotension 46
Immunité 39
Insomnie 15
Intestin irritable 56
Jambes lourdes 44
Mal des transports 56
Maladie auto-immune 40
Mémoire (pertes de -) 54
Ménopause 37
Migraine 55
Nausées 40
Ongles cassants 49
Ostéoporose 59
Otite 17
Palpitations 57
Pellicules 43
Prurit 31
Règles douloureuses 30
Règles irrégulières 29
Rhumatismes 15
Rhume 16
Rhume des foins 12
Saignement de nez 42
Sinusite 17
Stress 36
Thyroïde (problèmes de -) 53
Toux 38
Vertiges 41
Vue qui baisse 41

Crédits photos : Pixabay.com

Maquette sur une idée originale de Claire Jovanovic

Ce livre a été imprimé en mai 2022
à Mayenne
par l'imprimerie Jouve

Dépôt légal : septembre 2017